中医必读经典读本丛书

古典医籍编辑部 主编

伤寒论

[汉]张仲景 著
[晋]王叔和 撰次

张永泰 李秋贵 整理

全国百佳图书出版单位
中国中医药出版社
·北京·

图书在版编目（CIP）数据

伤寒论 / 张永泰，李秋贵整理 . —北京：中国中医药出版社，2022.8
（中医必读经典读本丛书）
ISBN 978-7-5132-7602-3

Ⅰ . ①伤… Ⅱ . ①张… ②李… Ⅲ . ①《伤寒论》
Ⅳ . ① R222.2

中国版本图书馆 CIP 数据核字（2022）第 090844 号

中国中医药出版社出版
北京经济技术开发区科创十三街 31 号院二区 8 号楼
邮政编码 100176
传真 010-64405721
保定市中画美凯印刷有限公司印刷
各地新华书店经销

开本 880×1230 1/32 印张 6.5 字数 167 千字
2022 年 8 月第 1 版 2022 年 8 月第 1 次印刷
书号 ISBN 978-7-5132-7602-3

定价 26.00 元
网址 www.cptcm.com

服 务 热 线 010-64405510
购 书 热 线 010-89535836
维 权 打 假 010-64405753

微信服务号 zgzyycbs
微商城网址 https://kdt.im/LIdUGr
官 方 微 博 http://e.weibo.com/cptcm
天猫旗舰店网址 https://zgzyycbs.tmall.com

如有印装质量问题请与本社出版部联系（010-64405510）

中医药学是中华民族文化宝库中之瑰宝，是中华民族文化基因的重要组成部分。其源远流长，传千载而不衰，统百世而未坠，发皇古今，历久弥新，熠熠生辉，不仅使中华民族生生不息，更是为人类文明做出了重要贡献。

中医典籍是众多名医先贤智慧的结晶，蕴含着博大精深的医学理论和临证经验。在中医学术传承中，中医典籍发挥了不可替代的关键作用。只有通达谙熟中医典籍，继承前人宝贵的学术成果，才能创新和发展。正如唐代王冰在《黄帝内经素问》序中所云："将升岱岳，非径奚为；欲诣扶桑，无舟莫适。"由此可见，古籍整理是读书治学的重要门径，如果不凭借古籍整理的手段，我们欲"见古人之心"，解中医典籍之秘，是非常困难的，学术的传承可能因此而失去依托或发生断裂。鲁迅先生曾一针见血地指出："清代的考据家有人说过'明人好刻古书而古书亡'，因为他们妄行校改。"纵观当今中医古籍图书市场，泥沙俱下，鱼龙混杂，有径改而不出注者，有据明清医家著作而补《黄帝内经素问》却不加注者，有不明句读而乱加标点者……变乱旧式，删改原文，实为刻书而"古书亡"的原因，这是水火兵虫以外古籍之大厄。为正本清源，传承中医文脉，全面提升中医素养和临床诊治疗效，我们在汲取古今中医古籍整理成果的基础上，广泛听取中医名家意见，深入调研，多次论证，充分酝酿，反复甄选，特此整理出版了《中医必读经典读本丛书》，希冀其成为广大中医研习者必备的"经典读本"，使每一位读者朋友读有所本，思有所获，习有所进，学有所成。

本套丛书甄选的书目，多为历代医家所推崇，向被尊为必读经典之圭臬，具有全面的代表性、珍稀的版本价值、极高的学术价值和卓著的临床实用价值。由于中医古籍内容广博，年代久远，版本在漫长的历史流传中散佚、缺残、衍误等为古籍的研究整理带来很大困难。我们的整理原则遵循：忠于原书原貌，不妄加删改，精编精校，严谨求真，逢校有注，勘误有证。力求做到：版本精良，原文准确，校勘无误，注释精当。每书前撰有内容提要、整理说明，简要介绍该书的作者生平、成书背景、版本源流、学术成就、学术特点、指导意义以及整理方法，以启迪研习者的感悟。

纵观古今中医前贤大家，无不是谙熟中医经典，勤于体悟临证，才能成为发皇古义而立新论，发古人之未发而创新说者。回顾每一次对中医古籍的整理过程都是一次知识的叠加与升华。"问渠哪得清如许，为有源头活水来（朱熹《活水亭观书有感》）"，历经长期的积淀与洗礼，中医药学结构和体系更加完整与科学，中医药学发展的信心更加坚定。我们衷心地希望《中医必读经典读本丛书》的整理出版，能为传承中医经典，弘扬中华传统文化，为中医人才队伍的培养和成长，为中医药事业的创新与发展，为中华文明的积淀，发挥积极的推动作用。

中国中医药出版社

二〇二一年八月

整理说明

一、底本与校本

1. 底本：本书是以明赵开美摹宋刻本为底本。为便于学习与查阅，将原书总目与子目进行整理。底本中国子监牒文与医林列传未收录。

2. 校本：《金匮玉函经》(简称《玉函》)，人民卫生出版社影印本；《古今医统正脉全书·金匮玉函要略方论》(简称医统本)；《脉经》，元广勤书堂本；《备急千金要方》(简称《千金要方》)，人民卫生出版社影印本；《千金翼方》，人民卫生出版社影印本；《外台秘要》(简称《外台》)，人民卫生出版社影印本；《太平圣惠方》(简称《圣惠方》)，人民卫生出版社排印本)。

二、校勘遵照对校、本校、他校、理校四法进行必要的整理，以对校为主，慎用理校。明赵开美摹宋刻本《伤寒论》是目前最好的《伤寒论》传本，因此整理时不轻易擅改妄改，以免破坏原文原义。对有校勘价值的内容进行必要校勘，凡有改正，均撰写校勘记。

三、原书繁体字、异体字、俗写字、古字按规范字径改不注，通假字、避讳字改后出校勘记。原书谵(zhān)、痉保留未改，为适应阅读需要，分别将今之常用字谵、痉标注括号中；原书鞕保留未改，以保持原书原文与注文的统一。

四、所校内容能够明确判断存有误、脱、衍、倒等错误的，校正后撰写校勘记；对版本异同及存疑待考的，保持原文原貌；如有研习参考价值的，在校勘记中予以说明。

五、原书为繁体竖排，今改为简体横排，并进行现代标点。原文中表示文字前后顺序的"右"，今径改为"上"。

六、本书整理中主要参考的著作有：刘渡舟主编《伤寒论校注》、郭霭春编著《伤寒论校注语释》等。

七、为便于查阅，书后附有方剂索引。

刻仲景全书序

　　岁乙未，吾邑疫疠大作，予家臧获率六七就枕席。吾吴和缓明卿沈君南昉在海虞，藉其力而起死亡殆徧，予家得大造于沈君矣。不知沈君操何术而若斯之神，因询之。君曰："予岂探龙藏秘典，剖青囊奥旨而神斯也哉？特于仲景之《伤寒论》窥一斑两斑耳！"予曰："吾闻是书于家大夫之日久矣，而书肆间绝不可得。"君曰："予诚有之。"予读而知其为成无己所解之书也。然而鱼亥不可正，句读不可离矣。已而购得数本，字为之正，句为之离，补其脱略，订其舛错。沈君曰："是可谓完书，仲景之忠臣也。"予谢不敏。先大夫命之："尔其板行，斯以惠厥同胞。"不肖孤曰："唯唯。"沈君曰："《金匮要略》，仲景治杂证之秘也，盍并刻之，以见古人攻击补泻、缓急调停之心法。"先大夫曰："小子识之！"不肖孤曰："敬哉。既合刻，则名何从？"先大夫曰："可哉，命之名《仲景全书》。"既刻已，复得宋板《伤寒论》焉。予曩固知成注非全文，及得是书，不啻拱璧，转卷间而后知成之荒也，因复并刻之，所以承先大夫之志欤。又故纸中检得《伤寒类证》三卷，所以隰括仲景之书，去其烦而归之简，聚其散而汇之一。其于病证脉方，若标月指之明且尽，仲景之法，于是粲然无遗矣，乃并附于后。予因是哀夫世之人，向故不得尽命而死也。夫仲景殚心思于轩岐，辨证候于丝发，著为百十二方，以全民命。斯何其仁且爱，而跻一世于仁寿之域也！乃今之业医者，舍本逐末，超者曰东垣，局者曰丹溪已矣；而最称高识者，则《玉机微义》是宗，若《素问》，若《灵枢》，若《玄珠密语》，则嗒焉茫乎而不知旨归。而语之以张仲景、刘河间，几不能知其人与世代，犹觍然曰："吾能已病足矣，奚高远之是务？"且于今之读轩岐书者，必加诮曰："是夫也，徒读父书耳，不知兵变已。"夫不知变者，世诚有之，以其变之难通而遂弃之者，是犹食而咽也，去食以求养生者哉，必且不然矣。则今日是书之刻，乌知不为肉食者大噬乎！说者谓："陆宣公达而以奏疏医天下，穷而聚方书以医万民，吾子固悠然有世思哉。"予曰："不，不！是先大夫之志也！先大夫固尝以奏疏医父子之伦，医朋党之渐，医东南之民瘼；以直言敢谏，医诪诶者之膏肓，故踬之日多，达之日少。而是书之刻也，其先大夫宣公之志欤？今先大夫殁，垂四年而书成，先大夫处江湖退忧之心，盖与居庙堂进忧之心同一无穷矣。"客曰："子实为之，而以为先公之志，殆所谓善则称亲欤？"不肖孤曰："不，不！是先大夫之志也！"

万历己亥三月谷旦

海虞清常道人赵开美序

伤寒论

伤寒论序

　　夫《伤寒论》，盖祖述大圣人之意，诸家莫其伦拟。故晋·皇甫谧序《甲乙针经》云："伊尹以元圣之才，撰用《神农本草》以为《汤液》，汉·张仲景论广《汤液》为十数卷，用之多验。近世太医令王叔和，撰次仲景遗论甚精，皆可施用。"是仲景本伊尹之法，伊尹本神农之经，得不谓祖述大圣人之意乎？

　　张仲景，《汉书》无传，见《名医录》，云：南阳人，名机，仲景乃其字也。举孝廉，官至长沙太守，始受术于同郡张伯祖，时人言，识用精微过其师。所著论，其言精而奥，其法简而详，非浅闻寡见者所能及。自仲景于今八百余年，惟王叔和能学之。其间如葛洪、陶景、胡洽、徐之才、孙思邈辈，非不才也，但各自名家，而不能修明之。开宝中，节度使高继冲曾编录进上，其文理舛错，未尝考正。历代虽藏之书府，亦阙于雠校，是使治病之流，举天下无或知者。国家诏儒臣校正医书，臣奇续被其选。以为百病之急，无急于伤寒，今先校定张仲景《伤寒论》十卷，总二十二篇，证外合三百九十七法，除复重定有一百一十二方。今请颁行。

太子右赞善大夫臣高保衡

尚书屯田员外郎臣孙奇

尚书司封郎中秘阁校理臣林亿等

谨上

伤寒论

伤寒卒病论集

论曰：余每览越人入虢之诊，望齐侯之色，未尝不慨然叹其才秀也。怪当今居世之士，曾不留神医药，精究方术，上以疗君亲之疾，下以救贫贱之厄，中以保身长全，以养其生，但竞逐荣势，企踵权豪，孜孜汲汲，惟名利是务；崇饰其末，忽弃其本，华其外而悴其内。皮之不存，毛将安附焉？卒然遭邪风之气，婴非常之疾，患及祸至，而方震栗，降志屈节，钦望巫祝，告穷归天，束手受败。赍百年之寿命，持至贵之重器，委付凡医，恣其所措。咄嗟呜呼！厥身已毙，神明消灭，变为异物，幽潜重泉，徒为啼泣。痛夫！举世昏迷，莫能觉悟，不惜其命，若是轻生，彼何荣势之云哉？而进不能爱人知人，退不能爱身知己，遇灾值祸，身居厄地，蒙蒙昧昧，惷若游魂。哀乎！趋世之士，驰竞浮华，不固根本，忘躯徇物，危若冰谷，至于是也。

余宗族素多，向余二百，建安纪年以来，犹未十稔，其死亡者三分有二，伤寒十居其七。感往昔之沦丧，伤横夭之莫救，乃勤求古训，博采众方，撰用《素问》《九卷》《八十一难》《阴阳大论》《胎胪药录》并《平脉辨证》，为《伤寒杂病论》，合十六卷。虽未能尽愈诸病，庶可以见病知源。若能寻余所集，思过半矣。

夫天布五行，以运万类；人禀五常，以有五脏；经络腑俞，阴阳会通；玄冥幽微，变化难极。自非才高识妙，岂能探其理致哉！上古有神农、黄帝、岐伯、伯高、雷公、少俞、少师、仲文，中世有长桑、扁鹊，汉有公乘阳庆及仓公，下此以往，未之闻也。观今之医，不念思求经旨，以演其所知，各承家技，终始顺旧，省疾问病，务在口给，相对斯须，便处汤药。按寸不及尺，握手不及足；人迎跌阳，三部不参；动数发息，不满五十。短期未知决诊，九候曾无仿佛；明堂阙庭，尽不见察，所谓窥管而已。夫欲视死别生，实为难矣！

孔子云：生而知之者上，学则亚之。多闻博识，知之次也。余宿尚方术，请事斯语。

目 录

卷第三

卷第四

卷第五

卷第六

卷第七

卷第八

卷第九

卷第十

辨脉法第一

问曰：脉有阴阳，何谓也？答曰：凡脉大、浮、数、动、滑，此名阳也；脉沉、涩、弱、弦、微，此名阴也。凡阴病见阳脉者生，阳病见阴脉者死。

问曰：脉有阳结、阴结者，何以别之？答曰：其脉浮而数，能食，不大便者，此为实，名曰阳结也，期十七日当剧。其脉沉而迟，不能食，身体重，大便反鞭，音硬。下同。名曰阴结也，期十四日当剧。

问曰：病有洒淅恶寒，而复发热者何？答曰：阴脉不足，阳往从之，阳脉不足，阴往乘之。曰：何谓阳不足？答曰：假令寸口脉微，名曰阳不足，阴气上入阳中，则洒淅恶寒也。曰：何谓阴不足？答曰：尺脉弱，名曰阴不足，阳气下陷入阴中，则发热也。阳脉浮，一作微。阴脉弱者，则血虚，血虚则筋急也。其脉沉者，荣气微也。其脉浮，而汗出如流珠者，卫气衰也。荣气微者，加烧针，则血留不行，更发热而躁烦也。

脉蔼蔼如车盖者，名曰阳结也。一云：秋脉。

脉累累如循长竿者，名曰阴结也。一云：夏脉。

脉瞥瞥如羹上肥者，阳气微也。

脉萦萦如蜘蛛丝者，阳气衰也。一云：阴气。

脉绵绵如泻漆之绝者，亡其血也。

脉来缓，时一止复来者，名曰结。脉来数，时一止复来者，名曰促。一作纵。脉阳盛则促，阴盛则结，此皆病脉。

阴阳相搏❶，名曰动。阳动则汗出，阴动则发热。形冷恶寒者，此三焦伤也。若数脉见于关上，上下无头尾，如豆大，厥厥动摇者，名曰动也。

阳脉浮大而濡，阴脉浮大而濡，阴脉与阳脉同等者，名曰缓也。

脉浮而紧者，名曰弦也。弦者，状如弓弦，按之不移也。脉紧者，如转索无常也。

脉弦而大，弦则为减，大则为芤，减则为寒，芤则为虚，寒虚相搏，此名为革，妇人则半产漏下，男子则亡血失精。

---

❶ 搏：钱超尘认为作"抟"。下文"搏"字同。

问曰：病有战而汗出，因得解者，何也？答曰：脉浮而紧，按之反芤，此为本虚，故当战而汗出也。其人本虚，是以发战，以脉浮，故当汗出而解也。若脉浮而数，按之不芤，此人本不虚，若欲自解，但汗出耳，不发战也。

问曰：病有不战而汗出解者，何也？答曰：脉大而浮数，故知不战汗出而解也。

问曰：病有不战不汗出而解者，何也？答曰：其脉自微，此以曾发汗、若吐、若下、若亡血，以内无津液，此阴阳自和，必自愈，故不战不汗出而解也。

问曰：伤寒三日，脉浮数而微，病人身❶凉和者，何也？答曰：此为欲解也，解以夜半。脉浮而解者，濈然汗出也；脉数而解者，必能食也；脉微而解者，必大汗出也。

问曰：脉病欲知愈未愈者，何以别之？答曰：寸口、关上、尺中三处，大小、浮沉、迟数同等，虽有寒热不解者，此脉阴阳为和平，虽剧当愈。

师曰：立夏得洪一作浮。大脉，是其本位，其人病身体苦疼重者，须❷发其汗。若明日身不疼不重者，不须发汗。若汗濈濈自出者，明日便解矣。何以言之？立夏脉洪

❶ 身：《玉函》卷二"身"下有"自"字。
❷ 须：《圣惠方》卷八"须"下有"大"字。

大，是其时脉，故使然也。四时仿此。

问曰：凡病欲知何时得，何时愈。答曰：假令夜半得病者，明日日中愈，日中得病者，夜半愈。何以言之？日中得病夜半愈者，以阳得阴则解也；夜半得病，明日日中愈者，以阴得阳则解也。

寸口脉浮为在表，沉为在里，数为在腑，迟为在脏。假令脉迟，此为在脏也。

趺阳脉浮而涩，少阴脉如经者，其病在脾，法当下利。何以知之？若脉浮大者，气实血虚也。今趺阳脉浮而涩，故知脾气不足，胃气虚也。以少阴脉弦而浮—作沉。才见，此为调脉，故称如经也。若反滑而数者，故知当屎脓也。《玉函》作溺。

寸口脉浮而紧，浮则为风，紧则为寒。风则伤卫，寒则伤荣，荣卫俱病，骨节烦疼，当发其汗也。

趺阳脉迟而缓，胃气如经也。趺阳脉浮而数，浮则伤胃，数则动脾，此非本病，医特下之所为也。荣卫内陷，其数先微，脉反但浮，其人必大便鞕，气噫而除。何以言之❶？本以❷数脉动脾，其数先微，故知脾气不治，大便鞕，气噫而除。今脉反浮，其数改微，邪气独留，心中则饥，邪热不杀谷，潮热发渴，数脉当迟缓，脉因前后度数

---

❶ 何以言之：《玉函》卷二下此下有"脾脉本缓"四字。
❷ 本以：《玉函》卷二作"今"。

如法，病者则饥，数脉不时，则生恶疮也。

师曰：病人脉微而涩者，此为医所病也。大发其汗，又数大下之，其人亡血，病当恶寒，后乃发热，无休止时，夏月盛热，欲著复衣；冬月盛寒，欲裸其身。所以然者，阳微则恶寒，阴弱则发热，此医发其汗，使阳气微，又大下之，令阴气弱。五月之时，阳气在表，胃中虚冷，以阳气内微，不能胜冷，故欲著复衣。十一月之时，阳气在里，胃中烦热，以阴气内弱，不能胜热，故欲裸其身。又阴脉迟涩，故知亡血也。

脉浮而大，心下反鞕，有热，属脏者，攻之，不令发汗；属腑者，不令溲数，溲数则大便鞕。汗多则热愈，汗少则便难，脉迟尚未可攻。

脉浮而洪，身汗如油，喘而不休，水浆不下，形体不仁，乍静乍乱，此为命绝也。又未知何脏先受其灾，若汗出发润，喘不休者，此为肺先绝也。阳反独留，形体如烟熏，直视摇头者，此为心绝也。唇吻反青，四肢漐习者，此为肝绝也。环口黧黑，柔汗发黄者，此为脾绝也。溲便遗失、狂言、目反直视者，此为肾绝也。又未知何脏阴阳前绝，若阳气前绝，阴气后竭者，其人死，身色必青；阴气前绝，阳气后竭者，其人死，身色必赤，腋下温，心下热也。

寸口脉浮大，而医反下之，此为大逆，浮则无血，大则为寒，寒气相搏，则为肠鸣。医乃不知，而反饮冷水，令汗大出，水得寒气，冷必相搏，其人即饲。_{音噎，下同。}

趺阳脉浮，浮则为虚，浮虚相搏，故令气饲，言胃气虚竭也。脉滑则为哕，此为医咎，责虚取实，守空迫血，脉浮，鼻中燥者，必衄也。

诸脉浮数，当发热而洒淅恶寒。若有痛处，饮食如常者，蓄积有脓也。

脉浮而迟，面热赤而战惕者，六七日当汗出而解，反发热者，差迟。迟为无阳，不能作汗，其身必痒也。

寸口脉阴阳俱紧者，法当清邪中于上焦，浊邪中于下焦。清邪中上，名曰洁也；浊邪中下，名曰浑也。阴中于邪，必内栗也。表气微虚，里气不守，故使邪中于阴也。阳中于邪，必发热头痛，项强颈挛，腰痛胫酸，所为阳中雾露之气。故曰清邪中上，浊邪中下。阴气为栗，足膝逆冷，便溺妄出。表气微虚，里气微急，三焦相溷，内外不通。上焦怫_{音佛下同。}郁，脏气相熏，口烂食❶断也。中焦不治，胃气上冲，脾气不转，胃中为浊，荣卫不通，血凝不流。若卫气前通者，小便赤黄，与热相搏，因热作使，游于经络，出入脏腑，热气所过，则为痈脓。若阴气前通者，阳气厥微，阴无所使，客气内入，嚏而出之，声嗢乙

---

❶ 食：通"蚀"。《周易·丰卦·彖传》："日中则昃，月盈则食。"

^骨切咽塞。寒厥相追，为热所拥，血凝自下，状如豚肝。阴阳俱厥，脾气孤弱，五液注下。下焦不盍，^{一作阖。}清便下重，令便数难，齐筑湫痛❶，命将难全。

脉阴阳俱紧者，口中气出，唇口干燥，蜷卧足冷，鼻中涕出，舌上胎滑，勿妄治也。到七日以来，其人微发热，手足温者，此为欲解；或到八日以上，反大发热者，此为难治。设使恶寒者，必欲呕也；腹内痛者，必欲利也。

脉阴阳俱紧，至于吐利，其脉独不解；紧去入安，此为欲解。若脉迟，至六七日不欲食，此为晚发，水停故也，为未解；食自可者，为欲解。病六七日，手足三部脉皆至，大烦而口噤不能言，其人躁扰者，必欲解也。若脉和，其人大烦，目重，睑内际黄者，此欲解也。

脉浮而数，浮为风，数为虚，风为热，虚为寒，风虚相搏，则洒淅恶寒也。

脉浮而滑，浮为阳，滑为实，阳实相搏❷，其脉数疾，卫气失度。浮滑之脉数疾，发热汗出者，此为不治。

伤寒咳逆上气，其脉散者死，谓其形损故也。

---

❶ 齐：通"脐"。《左传·庄公六年》："若不早图，后君噬齐，其及图之乎！"

❷ 阳实相搏：《圣惠方》卷八作"浮滑相搏"。义胜。

平脉法第二

问曰：脉有三部，阴阳相乘，荣卫血气，在人体躬。呼吸出入，上下于中，因息游布，津液流通。随时动作，效象形容，春弦秋浮，冬沉夏洪。察色观脉，大小不同，一时之间，变无经常，尺寸参差，或短或长，上下乖错，或存或亡。病辄改易，进退低昂，心迷意惑，动失纪纲。愿为具陈，令得分明。师曰：子之所问，道之根源。脉有三部，尺寸及关，荣卫流行，不失衡铨。肾沉心洪，肺浮肝弦，此自经常，不失铢分。出入升降，漏刻周旋，水下百刻❶，一周循环❷。当复❸寸口，虚实见焉，变化相乘，阴阳相干。风则浮虚，寒则牢坚❹，沉潜水滀，支饮急弦。动则为痛，数则热烦，设有不应，知变所缘。三部不同，病各异端，大过可怪，不及亦然。邪不空见，终必有奸，审察表里，三焦别焉。知其❺所舍，消息诊看，料度腑脏，独见若神。为子条记，传与贤人。

师曰：呼吸者，脉之头也。初持脉，来疾去迟，此出疾入迟，名曰内虚外实也。初持脉，来迟去疾，此出迟入疾，名曰内实外虚也。

---

❶ 百刻：《脉经》卷五作"二刻"。
❷ 一周循环：《脉经》卷五作"脉一周身"。
❸ 当复：《脉经》卷五作"旋覆"。
❹ 牢坚：《脉经》卷五作"紧弦"。
❺ 其：《脉经》卷五作"邪"。

问曰：上工望而知之，中工问而知之，下工脉而知之，愿闻其说。师曰：病家人请云，病人苦发热，身体疼，病人自卧，师到诊其脉，沉而迟者，知其差也。何以知之？若表有病者，脉当浮大，今脉反沉迟，故知愈也。假令病人云腹内卒痛，病人自坐，师到脉之，浮而大者，知其差也。何以知之？若里有病者，脉当沉而细，今脉浮大，故知愈也。

师曰：病家人来请云，病人发热烦极。明日师到，病人向壁卧，此热已去也。设令脉不和，处言已愈。设令向壁卧，闻师到，不惊起而盼视，若三言三止，脉之咽唾者，此诈病也。设令脉自和，处言此病大重，当须服吐下药，针灸数十百处乃愈。

师持脉，病人欠者，无病也。脉之呻者，病也。言迟者，风也。摇头言者，里痛也。行迟者，表强也。坐而伏者，短气也。坐而下一脚❶者，腰痛也。里实护腹，如怀卵物者，心痛也。

师曰：伏气之病，以意候之。今月之内，欲有伏气。假令旧有伏气，当须脉之。若脉微弱者，当喉中痛似伤，非喉痹也。病人云：实咽中痛。虽尔，今复欲下利。

问曰：人恐怖者，其脉何状？师曰：脉形如循丝累累

---

❶ 脚：《脉经》卷一作"膝"。

然，其面白脱色也。

问曰：人不饮，其脉何类？师曰：脉自涩，唇口干燥也。

问曰：人愧者，其脉何类？师曰：脉浮而面色乍白乍赤。

问曰：经说脉有三菽六菽重者，何谓也？师曰：脉人以指按之，如三菽之重者，肺气也；如六菽之重者，心气也；如九菽之重者，脾气也；如十二菽之重者，肝气也；按之至骨者，肾气也。菽者，小豆也。假令下利，寸口、关上、尺中，悉不见脉，然尺中时一小见，脉再举头^一云：按投。者，肾气也；若见损脉来至，为难治。肾为脾所胜，脾胜不应时。

问曰：脉有相乘，有纵有横，有逆有顺，何谓也？师曰：水行乘火，金行乘木，名曰纵；火行乘水，木行乘金，名曰横；水行乘金，火行乘木，名曰逆；金行乘水，木行乘火，名曰顺也。

问曰：脉有残贼，何谓也？师曰：脉有弦、紧、浮、滑、沉、涩，此六脉名曰残贼，能为诸脉作病也。

问曰：脉有灾怪，何谓也？师曰：假令人病，脉得太阳，与形证相应，因为作汤，比还送汤，如食顷❶，病人乃

---

❶ 汤如食顷：《脉经》卷一"汤"下有"之时"二字，无"如食顷"三字。

大吐，若下利，腹中痛。师曰：我前来 ❶ 不见此证，今乃变异，是名灾怪。又问曰：何缘作此吐利？答曰：或有旧时服药，今乃发作，故为灾怪耳。

问曰：东方肝脉，其形何似？师曰：肝者，木也，名厥阴，其脉微弦，濡弱而长，是肝脉也。肝病自得濡弱者，愈也。假令得纯弦脉者，死。何以知之？以其脉如弦直，此是肝脏伤，故知死也。

南方心脉，其形何似？师曰：心者，火也，名少阴，其脉洪大而长，是心脉也。心病自得洪大者，愈也。假令脉来微去大，故名反，病在里也。脉来头小本大，故名覆，病在表也。上微头小者，则汗出。下微本大者，则为关格不通，不得尿；头无汗者，可治，有汗者死。

西方肺脉，其形何似？师曰：肺者，金也，名太阴，其脉毛浮也。肺病自得此脉，若得缓迟者，皆愈。若得数者则剧。何以知之？数者，南方火，火克西方金，法当痈肿，为难治也。

问曰：二月得毛浮脉，何以处言至秋当死？师曰：二月之时，脉当濡弱，反得毛浮者，故知至秋死。二月肝用事，肝属木，脉应濡弱，反得毛浮脉者，是肺脉也。肺属金，金来克木，故知至秋死。他皆仿此。

二

---

❶ 来：《脉经》卷一 "来" 下有 "脉时" 二字。为是。

师曰：脉肥人责浮，瘦人责沉。肥人当沉，今反浮，瘦人当浮，今反沉，故责之。

师曰：寸脉下不至关，为阳绝；尺脉上不至关，为阴绝，此皆不治，决死也。若计其余命生死之期，期以月节克之也。

师曰：脉病人不病，名曰行尸，以无王❶气，卒眩仆不识人者，短命则死。人病脉不病，名曰内虚，以无谷神，虽困无苦。

问曰：翕奄沉，名曰滑，何谓也？师曰：沉为纯阴，翕为正阳，阴阳和合，故令脉滑，关尺自平。阳明脉微沉，食饮自可。少阴脉微滑，滑者，紧之浮名也，此为阴实，其人必股内汗出，阴下湿也。

问曰：曾为人所难，紧脉从何而来？师曰：假令亡汗，若吐，以肺里寒，故令脉紧也。假令咳者，坐饮冷水，故令脉紧也。假令下利，以胃虚冷，故令脉紧也。

寸口卫气盛，名曰高。高者，暴狂而肥。荣气盛，名曰章。章者，暴泽而光。高章相搏，名曰纲。纲者，身筋急，脉强直故也。卫气弱，名曰惵。惵者，心中气动迫怯。荣气弱，名曰卑。卑者，心中常自羞愧。惵卑相搏，名曰损。损者，五脏六腑俱乏，气虚惙故也。卫气和，名曰缓。缓者，四肢不能自

---

❶ 王：通"旺"。

收。荣气和，名曰迟。迟者，身体俱重，但欲眠也。缓迟相搏，名曰沉。沉者，腰中直，腹内急痛，但欲卧，不欲行。

寸口脉缓而迟，缓则阳气长，其色鲜，其颜光，其声商，毛发长。迟则阴气盛，骨髓生，血满，肌肉紧薄鲜鞕，阴阳相抱，荣卫俱行，刚柔相得，名曰强也。

趺阳脉滑而紧，滑者胃气实，紧者脾气强，持实击强，痛还自伤，以手把刃，坐作疮也。

寸口脉浮而大，浮为虚，大为实，在尺为关，在寸为格，关则不得小便，格则吐逆。

趺阳脉伏而涩，伏则吐逆，水谷不化，涩则食不得入，名曰关格。

脉浮而大，浮为风虚，大为气强，风气相搏，必成隐疹，身体为痒。痒者，名泄风，久久为痂癞。眉少发稀，身有干疮而腥臭也。

寸口脉弱而迟，弱者卫气微，迟者荣中寒。荣为血，血寒则发热。卫为气，气微者心内饥，饥而虚满，不能食也。

趺阳脉大而紧者，当即下利，为难治。

寸口脉弱而缓，弱者阳气不足，缓者胃气有余，噫而吞酸，食卒不下，气填于膈上也。一作下。

趺阳脉紧而浮，浮为气，紧为寒，浮为腹满，紧为绞痛，浮紧相搏，肠鸣而转，转即气动，膈气乃下，少阴脉不出，其阴肿大而虚也。

寸口脉微而涩，微者卫气不行，涩者荣气不逮，荣卫不能相将，三焦无所仰，身体痹不仁。荣气不足，则烦疼口难言。卫气虚者，则恶寒数欠。三焦不归其部，上焦不归者，噫而酢吞；中焦不归者，不能消谷引食；下焦不归者，则遗溲。

趺阳脉沉而数，沉为实，数消谷，紧者病难治。

寸口脉微而涩，微者卫气衰，涩者荣气不足。卫气衰，面色黄；荣气不足，面色青。荣为根，卫为叶，荣卫俱微，则根叶枯槁而寒栗、咳逆、唾腥、吐涎沫也。

趺阳脉浮而芤，浮者卫气虚，芤者荣气伤，其身体瘦，肌肉甲错，浮芤相搏，宗气微衰，四属断绝。四属者，谓皮、肉、脂、髓。俱竭，宗气则衰矣。

寸口脉微而缓，微者卫气疏，疏则其肤空；缓者胃气实，实则谷消而水化也。谷入于胃，脉道乃行，水入于经，其血乃成。荣盛则其肤必疏，三焦绝经，名曰血崩。

趺阳脉微而紧，紧则为寒，微则为虚，微紧相搏，则为短气。

少阴脉弱而涩，弱者微烦，涩者厥逆。

趺阳脉不出，脾不上下，身冷肤鞕。

少阴脉不至，肾气微，少精血，奔气促迫上入胸膈，宗气反聚，血结心下，阳气退下，热归阴股，与阴相动，令身不仁，此为尸厥，当刺期门、巨阙。宗气者，三焦归气也，有名无形，气之神使也。下荣玉茎，故宗筋聚缩之也。

寸口脉微，尺脉紧，其人虚损多汗，知阴常在，绝不见阳也。

寸口诸微亡阳，诸濡亡血，诸弱发热，诸紧为寒。诸乘寒者，则为厥，郁冒不仁，以胃无谷气，脾涩不通，口急不能言，战而栗也。

问曰：濡弱何以反适十一头？师曰：五脏六腑相乘，故令十一。

问曰：何以知乘腑？何以知乘脏？师曰：诸阳浮数为乘腑。诸阴迟涩为乘脏也。

伤寒例第三

四时八节二十四气七十二候决病法：

立春正月节斗指艮　　雨水正月中指寅

惊蛰二月节指甲　　　春分二月中指卯

清明三月节指乙　　　谷雨三月中指辰

立夏四月节指巽　　　小满四月中指巳

芒种五月节指丙　　　夏至五月中指午

小暑六月节指丁　　　大暑六月中指未

立秋七月节指坤　　　处暑七月中指申

白露八月节指庚　　　秋分八月中指酉

寒露九月节指辛　　　霜降九月中指戌

立冬十月节指乾　　　小雪十月中指亥

大雪十一月节指壬　　冬至十一月中指子

小寒十二月节指癸　　大寒十二月中指丑

二十四气，节有十二，中气有十二，五日为一候，气亦同，合有七十二候，决病生死。此须洞解之也。

《阴阳大论》云：春气温和，夏气暑热，秋气清凉，冬气冰列❶，此则四时正气之序也。冬时严寒，万类深藏，君子固密，则不伤于寒，触冒之者，乃名伤寒耳。其伤于四时之气，皆能为病，以伤寒为毒者，以其最成杀厉之气也。中而即病者，名曰伤寒。不即病者，寒毒藏于肌肤，至春变为温病，至夏变为暑病。暑病者，热极重于温也。是以辛苦之人，春夏多温热病者，皆由冬时触寒所致，非时❷行之气也。凡时行者，春时应暖而反大寒，夏时应热而反大凉，秋时应凉而反大热，冬时应寒而反大温，此非其时而有其气，是以一岁之中，长幼之病多相似者，此则时行之气也。夫欲候知四时正气为病及时行疫气之法，皆当按斗历占之。九月霜降节后宜渐寒，向冬大寒，至正月雨水节后宜解也。所以谓之雨水者，以冰雪解而为雨水故也。至惊蛰二月节后，气渐和暖，向夏大热，至秋便凉。从霜降以后至春分以前，凡有触冒霜露，体中寒即病者，谓之伤寒也。九月十月，寒气尚微，为病则轻，十一月十二月，寒冽已严，为病则重。正月二月，寒渐将解，为

---

❶ 冰列：《外台》卷一作"凛冽"。"列"，通"冽"。《管子·度地》："天地干燥，水纠列之时也。"
❷ 时：《圣惠方》卷八作"天"。

病亦轻。此以冬时不调，适有伤寒之人，即为病也。其冬有非节之暖者，名为冬温。冬温之毒，与伤寒大异，冬温复有先后，更相重沓，亦有轻重，为治不同，证如后章。从立春节后，其中无暴大寒，又不冰雪，而有人壮热为病者，此属春时阳气发于冬时伏寒，变为温病。从春分以后至秋分节前，天有暴寒者，皆为时行寒疫也。三月四月，或有暴寒，其时阳气尚弱，为寒所折，病热犹轻。五月六月，阳气已盛，为寒所折，病热则重。七月八月，阳气已衰，为寒所折，病热亦微，其病与温及暑病相似，但治有殊耳。十五日得一气，于四时之中，一时有六气，四六名为二十四气。然气候亦有应至仍不至，或有未应至而至者，或有至而太过者，皆成病气也。但天地动静，阴阳鼓击者，各正一气耳。是以彼春之暖，为夏之暑；彼秋之忿，为冬之怒。是故冬至之后，一阳爻升，一阴爻降也；夏至之后，一阳气下，一阴气上也。斯则冬夏二至，阴阳合也；春秋二分，阴阳离也。阴阳交易，人变病焉。此君子春夏养阳、秋冬养阴，顺天地之刚柔也。小人触冒，必婴暴疹。须知毒烈之气，留在何经，而发何病，详而取之。是以春伤于风，夏必飧泄；夏伤于暑，秋必病疟；秋伤于湿，冬必咳嗽；冬伤于寒，春必病温。此必然之道，可不审明之。伤寒之病，逐日浅深，以施方治。今世人❶伤寒，或始不早治，或治不对病，或日数久淹，困乃告医。医人❷又不依次第而治之，则不中病，皆宜临时消息制方，无不效也。今搜采仲景旧论，录其证候、诊脉声色、对病真方有神验者，拟防世急也。

又土地温凉，高下不同❸；物性刚柔，飡居亦异。是故黄帝兴四方之问，岐伯举四治之能，以训后贤，开其未悟者。临病之工，宜须两审也。

凡伤于寒，则为病热，热虽甚，不死。若两感于寒而病者，必死。

尺寸俱浮者，太阳受病也，当一二日发。以其脉上连风府，故头项痛，腰脊强。

尺寸俱长者，阳明受病也，当二三日发。以其脉夹鼻络于目，故身热目痛鼻干，不得卧。

尺寸俱弦者，少阳受病也，当三四日发。以其脉循胁络于耳，故胸胁痛而耳聋。此三经皆受病，未入于腑者，可汗而已。

尺寸俱沉细者，太阴受病也，当四五日发。以其脉布胃中，络于嗌，故腹满而嗌干。

---

❶ 人：《外台秘要》卷一"人"下有"得"字。为是。
❷ 人：《外台秘要》卷一无。
❸ 土地温凉，高下不同：《外台秘要》卷一作"土地高下，寒温不同。"义胜。

尺寸俱沉者，少阴受病也，当五六日发。以其脉贯肾络于肺，系舌本，故口燥舌干而渴。

尺寸俱微缓者，厥阴受病也，当六七日发。以其脉循阴器，络于肝，故烦满而囊缩。此三经皆受病，已入于腑，可下而已。

若两感于寒者，一日太阳受之，即与少阴俱病，则头痛口干、烦满而渴。二日阳明受之，即与太阴俱病，则腹满，身热，不欲食，谵（谵）之廉切，又女监切。下同。语。三日少阳受之，即与厥阴俱病，则耳聋、囊缩而厥，水浆不入，不知人者，六日死。若三阴三阳、五脏六腑皆受病，则荣卫不行，脏腑不通，则死矣。

其不两感于寒，更不传经，不加异气者，至七日太阳病衰，头痛少愈也。八日阳明病衰，身热少歇也。九日少阳病衰，耳聋微闻也。十日太阴病衰，腹减如故，则思饮食。十一日少阴病衰，渴止舌干，已而嚏也。十二日厥阴病衰，囊纵，少腹微下，大气皆去，病人精神爽慧也。

若过十三日以上不间，寸尺陷者，大危。若更感异气，变为他病者，当依后坏病证而治之。若脉阴阳俱盛，重感于寒者，变成温疟。阳脉浮滑，阴脉濡弱者，更遇于风，变为风温。阳脉洪数，阴脉实大者，更遇温热，变为温毒，温毒为病最重也。阳脉濡弱，阴脉弦紧者，更遇温气，变为温疫。一本作疟。以此冬伤于寒，发为温病。脉之变证，方治如说。

凡人有疾，不时即治，隐忍冀差，以成痼疾。小儿、女子，益以滋甚。时气不和，便当早言。寻其邪由，及在腠理，以时治之，罕有不愈者。患人忍之，数日乃说，邪气入脏，则难可制。此为家有患，备虑之要。凡作汤药，不可避晨夜，觉病须臾，即宜便治，不等早晚，则易愈矣。如或差迟，病即传变，虽欲除治，必难为力。服药不如方法，纵意违师，不须治之。

凡伤寒之病，多从风寒得之。始表中风寒，入里则不消矣，未有温覆而当不消散者。不在证治，拟欲攻之，犹当先解表，乃可下之。若表已解，而内不消，非大满，犹生寒热，则病不除。若表已解，而内不消，大满大实坚有燥屎，自可除下之，虽四五日，不能为祸也。若不宜下，而便攻之，内虚热入，协热遂利，烦躁诸变，不可胜数，轻者困笃，重者必死矣。

夫阳盛阴虚，汗之则死，下之则愈。阳虚阴盛，汗之则愈，下之则死。夫如是，则神丹安可以误发，甘遂何可以妄攻？虚盛之治，相背千里，吉凶之机，应若影响，岂容易哉！况桂枝下咽，阳盛即毙；承气入胃，阴盛以亡。死生之要，在乎须臾，视身之尽，不暇计日，此阴阳虚实之交错，其候至微，发汗吐下之相反，其祸至速。而医术浅狭，懵然不知病源，为治乃误，使病者殒没，自谓其分。至令冤魂塞于冥路，死尸盈于旷野，仁者鉴此，岂不痛欤！

凡两感病俱作，治有先后，发表攻里，本自不同。而执迷用意者，乃云神丹、甘遂合而饮之，且解其表，又除其里。言巧似是，其理实违。夫智者之举错也，常审以慎；愚者之动作也，必果而速。安危之变，岂可诡哉！世上之士，但务彼翕习之荣，而莫见此倾危之败，惟明者居然能护其本，近取诸身，夫何远之有焉？

凡发汗温暖汤药，其方虽言日三服，若病剧不解，当促其间，可半日中尽三服。若与病相阻，即便有所觉。病重者，一日一夜当晬时观之，如服一剂，病证犹在，故当复作本汤服之。至有不肯汗出，服三剂乃解。若汗不出者，死病也。

凡得时气病，至五六日，而渴欲饮水，饮不能多，不当与也。何者？以腹中热尚少，不能消之，便更与人作病也。至七八日，大渴欲饮水者，犹当依证而与之。与之常令不足，勿极意也，言能饮一斗，与五升。若饮而腹满，小便不利，若喘若哕，不可与之也。忽然大汗出，是为自愈也。

凡得病，反能饮水，此为欲愈之病。其不晓病者，但闻病饮水自愈，小渴者乃强与饮之，因成其祸，不可复数也。

凡得病，厥脉动数，服汤药更迟，脉浮大减小，初躁后静，此皆愈证也。

凡治温病，可刺五十九穴。又身之穴三百六十有五，其三十穴，灸之有害，七十九穴，刺之为灾，并中髓也。

脉四损，三日死。平人四息，病人脉一至，名曰四损。

脉五损，一日死。平人五息，病人脉一至，名曰五损。

脉六损，一时死。平人六息，病人脉一至，名曰六损。

脉盛身寒，得之伤寒；脉虚身热，得之伤暑。脉阴阳俱盛，大汗出不解者死；脉阴阳俱虚，热不止者死。脉至乍数乍疏者死。脉至如转索，其日死。谵（谵）言妄语，身微热，脉浮大，手足温者生；逆冷，脉沉细者，不过一日死矣。此以前是伤寒热病证候也。

辨痉（痓）湿暍脉证第四

> 痓音炽，又作痉，巨郢切。下同。

伤寒所致太阳病痉（痓）湿暍，此三种，宜应别论，以为与伤寒相似，故此见之。

太阳病，发热无汗，反恶寒者，名曰刚痉 ❶（痓）。

---

❶ 痓：《玉函》卷二作"痉"。为是。后同。

太阳病，发热汗出而不恶寒，《病源》云恶寒。名曰柔痉（痓）。

太阳病，发热，脉沉而细者，名曰痉（痓）。

太阳病，发汗太多，因致痉（痓）。

病身热足寒，颈项强急，恶寒，时头热面赤，目脉赤[1]，独头面[2]摇，卒口噤，背反张者，痉（痓）病也[3]。

太阳病，关节疼痛而烦，脉沉而细[4]一作缓者，此名湿痹[5]。一云中湿。湿痹之候，其人小便不利，大便反快，但当利其小便。湿家之为病，一身尽疼，发热，身色如似[6]熏黄。湿家，其人但头汗出，背强，欲得被覆向火，若下之早则哕，胸满，小便不利，舌上如胎者，以丹田有热，胸中有寒，渴欲得水[7]，而不能饮，口燥烦也。

湿家下之，额上汗出，微喘，小便利一云不利。者死，若下利不止者亦死。

问曰[8]：风湿相搏，一身尽疼痛，法当汗出而解。值天阴雨不止，医[9]云此可发汗，汗之病不愈者，何也？答曰：

---

❶ 目脉赤：《金匮要略·痉（痓）湿暍病脉证治》作"目赤"。
❷ 面：《金匮要略·痉（痓）湿暍病脉证治》作"动"。
❸ 痉（痓）病也：《玉函》卷二作"为痉"。为是。
❹ 脉沉而细：《玉函》卷二作"其脉沉缓"，《脉经》卷八"细"作"缓"。
❺ 湿痹：《玉函》卷二作"中湿"。
❻ 似：《金匮要略·痉（痓）湿暍病脉证治》无。
❼ 得水：《玉函》卷二作"饮"。
❽ 问曰：《金匮要略·痉（痓）湿暍病脉证治》无。
❾ 医：《玉函》卷二、《脉经》卷八并作"师"。为是。

发其汗，汗大出者，但风气去，湿气在❶，是故不愈也。若治风湿者，发其汗，但微微似欲出汗❷者，风湿俱去也。

湿家病，身上疼痛，发热，面黄而喘，头痛鼻塞而烦，其脉大，自能饮食，腹中和无病，病在头中寒湿，故鼻塞。内药鼻中则愈。

病者一身尽疼，发热，日晡所剧者，此名风湿。此病伤于汗出当风，或久伤取冷所致也。

太阳中热者，暍是也。其人汗出恶寒，身热而渴也。

太阳中暍者，身热疼重，而脉微弱，此以夏月伤冷水，水行皮中所致也。

太阳中暍者，发热，恶寒，身重而疼痛，其脉弦细芤迟，小便已，洒洒然毛耸，手足逆冷，小有劳，身即热，口开，前板齿燥。若发汗，则恶寒甚；加温针，则发热甚，数下之，则淋甚。

辨太阳病脉证并治上第五（1～30条）

合一十六法　方一十四首

太阳之为病，脉浮，头项强痛而恶寒。

阳病，发热，汗出，恶风，脉缓者，名为中风。

太阳病，或已发热，或未发热，必恶寒，体痛，呕

---

❶ 在：《玉函》卷二"在"上有"仍"字，《脉经》卷八"在"上有"续"字。
❷ 出汗：《金匮要略·痉（痓）湿暍病脉证治》作"汗出"。

逆，脉阴阳俱紧者，名为伤寒。

伤寒一日，太阳受之，脉若静者，为不传；颇欲吐 **❶**，若躁烦，脉数急者，为传也。

伤寒二三日，阳明、少阳证不见者，为不传也。

太阳病，发热而渴，不恶寒者，为温病。若发汗已，身灼热者，名风温。风温为病，脉阴阳俱浮，自汗出，身重，多眠睡，鼻息必鼾，语言难出。若被下者，小便不利，直视失溲；若被火者，微发黄色，剧则如惊痫，时瘛疭；若 **❷** 火熏之，一逆尚引日，再逆促命期。

病有发热恶寒者，发于阳也；无热恶寒者，发于阴也。发于阳，七日愈。发于阴，六日愈。以阳数七、阴数六故也。

太阳病，头痛至七日以上 **❸** 自愈者，以行其经尽故也。若欲作再经者，针足阳明，使经不传则愈。

太阳病，欲解时，从巳至未上 **❹**。

风家，表解而不了了者，十二日愈。

病人身太 **❺** 热，反欲得衣者，热在皮肤，寒在骨髓也；身大寒，反不欲近衣者，寒在皮肤，热在骨髓也。

---

❶ 吐：《千金翼方》卷九作"呕"。

❷ 若：《玉函》卷二作"复以"。

❸ 以上：《脉经》卷七、《千金翼方》卷十均无此二字。

❹ 上：《千金翼方》卷九、《玉函》卷二无。

❺ 太：《白虎通·五行》："太亦大也。"为是。

太阳中风，阳浮而阴弱，阳浮者，热自发，阴弱者，汗自出，啬啬恶寒，淅淅恶风，翕翕发热，鼻鸣干呕者，**桂枝汤**主之。方一。

桂枝三两，去皮❶ 芍药三两 甘草二两，炙 生姜三两，切 大枣十二枚，擘

上五味，㕮咀三味，以水七升，微火煮取三升，去滓，适寒温，服一升。服已，须臾，歠热稀粥一升余，以助药力。温覆令一时许，遍身漐漐微似有汗者益佳，不可令如水流漓，病必不除。若一服汗出病差，停后服，不必尽剂。若不汗，更服依前法。又不汗，后服小促其间。半日许，令三服尽。若病重者，一日一夜服，周时观之。服一剂尽，病证犹在者，更作服。若汗不出，乃服至二三剂。禁生冷、黏滑、肉面、五辛、酒酪、臭恶等物。

太阳病，头痛，发热，汗出，恶风，桂枝汤主之。方二。用前第一方。

太阳病，项背强几几，反汗出恶风者，**桂枝加葛根汤**主之。方三。

葛根四两 麻黄❷三两，去节 芍药二两 生姜三两，切 甘草二两，炙 大枣十二枚，擘 桂枝二两，去皮

❶ 去皮：《千金翼方》卷九、《玉函》卷七均无此二字。
❷ 麻黄：《玉函》卷七无。为是。

上七味，以水一斗，先煮麻黄❶、葛根，减二升，去上沫，内诸药，煮取三升，去滓。温服一升，覆取微似汗，不须歠粥，余如桂枝法将息及禁忌。臣亿等谨按，仲景本论，太阳中风自汗用桂枝，伤寒无汗用麻黄，今证云汗出恶风，而方中有麻黄，恐非本意也。第三卷有葛根汤证，云无汗、恶风，正与此方同，是合用麻黄也。此云桂枝加葛根汤，恐是桂枝中但加葛根耳。

太阳病，下之后，其气上冲者，可与桂枝汤，方用前法。若不上冲者，不得与之。四。

太阳病三日，已发汗，若吐、若下、若温针，仍不解者，此为坏病，桂枝❷不中与之也。观其脉证，知犯何逆，随证治之。桂枝❸本为解肌，若其人脉浮紧，发热汗不出者，不可与之也。常须识此，勿令误也。五。

若酒客病，不可与桂枝汤，得之则呕，以酒客不喜甘故也。

喘家，作桂枝汤，加厚朴、杏子❹佳。六。

凡服桂枝汤吐者，其后必吐脓血也。

太阳病，发汗，遂漏不止，其人恶风❺，小便难，四肢微❻急，难以屈伸者，**桂枝加附子汤**主之。方七。

❶ 麻黄:《玉函》卷七无。为是。
❷ 桂枝:《千金翼方》卷九作"桂枝汤"。为是。
❸ 桂枝:《千金翼方》卷九作"桂枝汤"。为是。
❹ 子:《千金翼方》卷九作"仁"。
❺ 恶风:《圣惠方》卷八作"必恶寒"。
❻ 微:《圣惠方》卷八作"拘"。为是。

桂枝三两，去皮　芍药三两　甘草三两，炙　生姜三两，切　大枣十二枚，擘　附子一枚，炮，去皮，破八片

上六味，以水七升，煮取三升，去滓，温服一升。本云：桂枝汤今加附子。将息如前法。

太阳病，下之后，脉促胸满者，**桂枝去芍药汤**主之。方八。促，一作纵。

桂枝三两，去皮　甘草二两，炙　生姜三两，切　大枣十二枚，擘

上四味，以水七升，煮取三升，去滓，温服一升。本云：桂枝汤今去芍药。将息如前法。

若微寒❶者，**桂枝去芍药加附子汤**主之❷。方九。

桂枝三两，去皮　甘草二两，炙　生姜三两，切　大枣十二枚，擘　附子一枚，炮，去皮，破八片

上五味，以水七升，煮取三升，去滓，温服一升。本云：桂枝汤今去芍药加附子。将息如前法。

太阳病，得之八九日，如疟状，发热恶寒，热多寒少，其人不呕，清便欲自可❸，一日二三度发。脉微缓者，为欲愈也；脉微而恶寒者，此阴阳俱虚，不可更发汗、更

----

❶ 寒：《玉函》卷二"寒"上有"恶"字。义胜。
❷ 若微恶寒……附子汤主之：《脉经》卷七、《千金翼方》卷九、《玉函》卷二均将本条与上条并为一条，则文义连贯。为是。
❸ 欲自可：《玉函》卷二作"自调"。"欲"，本书《辨不可发汗病脉证并治》作"续"。

下、更吐也；面色反有热色者，未欲解也，以其不能得小❶汗出，身必痒，**宜桂枝麻黄各半汤**。方十。

桂枝一两十六铢，去皮　芍药　生姜切　甘草炙　麻黄各一两。去节　大枣四枚，擘　杏仁二十四枚，汤浸，去皮尖及两仁者

上七味，以水五升，先煮麻黄一二沸，去上沫，内诸药，煮取一升八合，去滓，温服六合。本云：桂枝汤三合，麻黄汤三合，并为六合，顿服。将息如上法。臣亿等谨按：桂枝汤方，桂枝、芍药、生姜各三两，甘草二两，大枣十二枚。麻黄汤方，麻黄三两，桂枝二两，甘草一两，杏仁七十个。今以算法约之，二汤各取三分之一，即得桂枝一两十六铢，芍药、生姜、甘草各一两，大枣四枚，杏仁二十三个零三分枚之一，收之得二十四个，合方。详此方乃三分之一，非各半也，宜云合半汤。

太阳病，初服桂枝汤，反烦不解者，先刺风池、风府，却与桂枝汤则愈。十一。用前第一方。

服桂枝汤，大汗出，脉洪大者，与桂枝汤，如前法。若形似疟，一日再发者，汗出必解，**宜桂枝二麻黄一汤**。方十二。

桂枝一两十七铢，去皮　芍药一两六铢　麻黄十六铢，去节　生姜一两六铢，切　杏仁十六个，去皮尖　甘草一两二铢，

❶ 小：《千金翼方》卷九无。

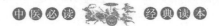

炙　　大枣五枚，擘

上七味，以水五升，先煮麻黄一二沸，去上沫，内诸药，煮取二升，去滓，温服一升，日再服。本云：桂枝汤二分，麻黄汤一分，合为二升，分再服。今合为一方，将息如前法。臣亿等谨按：桂枝汤方，桂枝、芍药、生姜各三两，甘草二两，大枣十二枚。麻黄汤方，麻黄三两，桂枝二两，甘草一两，杏仁七十个。今以算法约之，桂枝汤取十二分之五，即得桂枝、芍药、生姜各一两六铢，甘草二十铢，大枣五枚。麻黄汤取九分之二，即得麻黄十六铢，桂枝十铢三分铢之二，收之得十一铢，甘草五铢三分铢之一，收之得六铢，杏仁十五个九分枚之四，收之得十六个。二汤所取相合，即共得桂枝一两十七铢，麻黄十六铢，生姜、芍药各一两六铢，甘草一两二铢，大枣五枚，杏仁十六个，合方。

服桂枝汤，大汗出后，大烦渴不解，脉洪大者，**白虎加人参汤**主之。方十三。

知母六两　　石膏一斤，碎，绵裹　　甘草炙，二两　　粳米六合　　人参三两

上五味，以水一斗，煮米熟汤成，去滓，温服一升，日三服。

太阳病，发热恶寒，热多寒少，脉微弱者，此无阳也，不可发汗❶。宜**桂枝二越婢一汤**。方十四。

---

❶ 发汗：《脉经》卷七、《玉函》卷二并作"复发其汗"。

桂枝去皮　芍药　麻黄　甘草各十八铢。炙　大枣四枚，

擘　生姜一两二铢，切　石膏二十四铢，碎，绵裹

上七味，以水五升，煮❶麻黄一二沸，去上沫，内诸

药，煮取二升，去滓，温服一升。本云：当裁为越婢汤、

桂枝汤，合之，饮一升。今合为一方，桂枝汤二分，越婢

汤一分。臣亿等谨按：桂枝汤方，桂枝、芍药、生姜各三两，甘草

二两，大枣十二枚。越婢汤方，麻黄二两，生姜三两，甘草二两，石

膏半斤，大枣十五枚。今以算法约之，桂枝汤取四分之一，即得桂

枝、芍药、生姜各十八铢，甘草十二铢，大枣三枚。越婢汤取八分之

一，即得麻黄十八铢，生姜九铢，甘草六铢，石膏二十四铢，大枣一

枚八分之七，弃之。二汤所取相合，即共得桂枝、芍药、甘草、麻黄

各十八铢，生姜一两三铢，石膏二十四铢，大枣四枚，合方。旧云：

桂枝三，今取四分之一，即当云桂枝二也。越婢汤方，见仲景杂方

中。《外台秘要》一云：起脾汤。

服桂枝汤，或下之，仍头项强痛，翕翕发热，无汗，

心下满，微痛，小便不利者，**桂枝去桂加茯苓白术汤**主

之。方十五。

芍药三两　甘草二两，炙　生姜切　白术　茯苓各三两

大枣十二枚，擘

上六味，以水八升，煮取三升，去滓，温服一升，小

---

❶ 煮：《玉函》卷二、《千金翼方》卷九"煮"上均有"先"字。

便利则愈。本云：桂枝汤今去桂枝，加茯苓、白术。

伤寒脉浮，自汗出，小便数，心烦，微恶寒，脚挛急，反与桂枝❶，欲攻其表，此误也。得之便厥，咽中干，烦躁，吐逆者，作甘草干姜汤与之，以复其阳；若厥愈足温者，更作芍药甘草汤与之，其脚即伸；若胃气不和，谵（谵）语者，少与调胃承气汤；若重发汗，复加烧针者，四逆汤主之。方十六。

甘草干姜汤方

甘草四两，炙　干姜二两

上二味，以水三升，煮取一升五合，去滓，分温再服。

芍药甘草汤方

白❷芍药　甘草各四两。炙

上二味，以水三升，煮取一升五合，去滓，分温再服。

调胃承气汤方

大黄四两，去皮，清酒洗❸　甘草二两，炙　芒消半升

上三味，以水三升，煮取一升，去滓，内芒消，更上火微煮令沸，少少温服之。

---

❶ 桂枝：《玉函》卷七此下有"汤"字。
❷ 白：《千金翼方》卷九、《玉函》卷七均无。
❸ 洗：《玉函》卷七作"浸"。

四逆汤方

甘草二两，炙　干姜一两半　附子一枚，生用，去皮，破八片

上三味，以水三升，煮取一升二合，去滓，分温再服。强人可大附子一枚、干姜三两。

问曰：证象阳旦，按法治之而增剧，厥逆，咽中干，两胫拘急而谵（谵）语。师曰：言夜半手足当温，两脚当伸，后如师言，何以知此？答曰：寸口脉浮而大，浮为风，大为虚，风则生微热，虚则两胫挛，病形象桂枝，因加附子参其间，增桂令汗出，附子温经，亡阳故也。厥逆，咽中干，烦躁，阳明内结，谵（谵）语烦乱，更饮甘草干姜汤。夜半阳气还，两足当热，胫尚微拘急，重与芍药甘草汤，尔乃胫伸。以承气汤微溏，则止其谵（谵）语，故知病可愈。

辨太阳病脉证并治中第六（31 ～ 127 条）

合六十六法　方三十九首　并见太阳阳明合病法

太阳病，项背强几几，无汗恶风，**葛根汤**主之。方一。

葛根四两　麻黄三两，去节　桂枝二两，去皮　生姜三两，切　甘草二两，炙　芍药二两　大枣十二枚，擘

上七味，以水一斗，先煮麻黄、葛根，减二升，去白❶沫，内诸药，煮取三升，去滓，温服一升。覆取微似汗，余如桂枝法将息及禁忌。诸汤皆仿此。

太阳与阳明合病者，必自下利，葛根汤主之。方二。

用前第一方。一云：用后第四方。

太阳与阳明合病，不下利但呕者，**葛根加半夏汤**主

---

❶ 白:《玉函》卷七、《千金翼方》卷九作"上"。义胜。

之。方三。

葛根四两　麻黄三两，去节　甘草二两，炙　芍药二两

桂枝二两，去皮　生姜二两，切　半夏半升，洗　大枣十二枚，

擘

上八味，以水一斗，先煮葛根、麻黄，减二升，去

白❶沫，内诸药，煮取三升，去滓，温服一升。覆取微

似汗。

太阳病，桂枝证，医反下之，利遂❷不止，脉促者，

表未解也；喘而汗出者，**葛根黄芩黄连汤**主之。方四。

促，一作纵。

葛根半斤　甘草二两，炙　黄芩三两　黄连三两

上四味，以水八升，先煮葛根，减二升，内诸药，煮

取二升，去滓，分温再服。

太阳病，头痛发热，身疼腰痛，骨节疼痛，恶风❸无

汗而喘者，**麻黄汤**主之。方五。

麻黄三两，去节　桂枝二两，去皮❹　甘草一两，炙　杏

仁七十个，去皮尖❺

上四味，以水九升，先煮麻黄，减二升，去上沫，内

❶ 白：《玉函》卷七作"上"。

❷ 利遂：《玉函》卷二、《脉经》卷七、《千金翼方》卷九并作"遂利"。

❸ 风：《千金要方》卷九作"寒"。

❹ 去皮：《玉函》卷七、《千金翼方》卷九无此二字。

❺ 七十个去皮尖：《玉函》卷七、《千金翼方》卷九"个"并作"枚"。《玉函》无"去皮尖"三字。《千金要方》"枚"下有"喘不甚，用五十枚"七字。

诸药，煮取二升半，去滓，温服八合。覆取微似汗❶，不须
歠粥，余如桂枝法将息。

太阳与阳明合病，喘而胸满者，不可下，宜麻黄汤。
六。用前第五方。

太阳病，十日以❷去，脉浮细而嗜卧者，外已解也。
设胸满胁痛者，与小柴胡汤。脉但浮者，与麻黄汤。七。
用前第五方。

小柴胡汤方

柴胡半斤　　黄芩　　人参　　甘草炙　　生姜各三两。切　　大
枣十二枚，擘　　半夏半升，洗

上七味，以水一斗二升，煮取六升，去滓，再煎取三
升，温服一升，日三服。

太阳中风，脉浮紧，发热恶寒，身疼痛，不汗出而
烦躁者，大青龙汤主之。若脉微弱，汗出恶风者，不可
服之。服之则厥逆，筋惕肉瞤，此为逆也。**大青龙汤**方。
八。

麻黄六两，去节　　桂枝二两，去皮❸　　甘草二两，炙　　杏
仁四十枚，去皮尖　　生姜三两，切　　大枣十枚❹，擘　　石膏如鸡

---

❶ 覆取微似汗：《玉函》卷七作"温覆出汗"。
❷ 以：通"已"。《三国志》卷二三《魏书·杜袭传》："吾计以定，卿勿复言。"《玉函》卷二、《千金翼方》卷九并作"已"。
❸ 去皮：《玉函》卷七无此二字。
❹ 碎：《玉函》卷七、《千金翼方》卷九"碎"下有"绵裹"。

子大，碎❶

上七味，以水九升，先煮麻黄，减二升，去上沫，内诸药，煮取三升，去滓，温服一升，取微似汗。汗出多者，温粉粉之。一服汗者，停后服。若复服，汗多亡阳遂_{一作逆。}虚，恶风烦躁，不得眠也。

伤寒脉浮缓，身不疼，但重，乍有轻时，无少阴证者，大❷青龙汤发之。九。_{用前第八方。}

伤寒表不解，心下有水气，干呕发热而咳❸，或渴，或利，或噎，或小便不利、少腹满，或喘者，**小青龙汤**主之。方十。

麻黄_{去节} 芍药 细辛 干姜 甘草_炙 桂枝_{各三两。去皮}❹ 五味子_{半升} 半夏_{半升，洗}❺

上八味，以水一斗，先煮麻黄，减二升，去上沫，内诸药，煮取三升，去滓，温服一升。若渴，去半夏，加栝楼根三两；若微利，去麻黄，加荛花，如一鸡子，熬令赤色；若噎者，去麻黄，加附子一枚，炮；若小便不利，少腹满者，去麻黄，加茯苓四两；若喘，去麻黄，加杏仁半升，去皮尖。且荛花不治利，麻黄主喘，今此语反之，疑

❶ 碎：《玉函》卷七、《千金翼方》卷九"碎"下有"绵裹"。
❷ 大：《玉函》卷二、《千金翼方》卷九"大"上有"可与"二字。
❸ 干呕发热而咳：《玉函》卷二、《千金翼方》卷九并作"咳而发热"
❹ 去皮：《玉函》卷七、《千金翼方》卷九无此二字。
❺ 洗：《玉函》卷二无。

非仲景意。臣亿等谨按：小青龙汤，大要治水。又按：《本草》，芫花下十二水，若水去，利则止也。又按：《千金》，形肿者应内麻黄，乃内杏仁者，以麻黄发其阳故也。以此证之，岂非仲景意也。

伤寒心下有水气，咳而微喘，发热不渴。服汤已渴者，此寒去欲解也。小青龙汤主之。十一。用前第十方。

太阳病，外证未解，脉浮弱者，当以汗解，宜**桂枝汤**。方十二。

桂枝去皮　芍药　生姜各三两。切　甘草二两，炙　大枣十二枚，擘

上五味，以水七升，煮取三升，去滓，温服一升。须臾，歠热稀粥一升，助药力，取微汗。

太阳病，下之微喘者，表未解故也，**桂枝加厚朴杏子汤主之** ❶。方十三。

桂枝三两，去皮　甘草二两，炙　生姜三两，切　芍药三两　大枣十二枚，擘　厚朴二两，炙，去皮　杏仁五十枚，去皮尖

上七味，以水七升，微火煮取三升，去滓，温服一升，覆取微似汗。

太阳病，外证未解，不可下也，下之为逆，欲解外者，宜桂枝汤。十四。用前第十二方。

---

❶ 桂枝加厚朴杏子汤主之：《千金翼方》卷九作"宜桂枝汤"。

太阳病，先发汗不解，而复下之，脉浮者不愈。浮为在外，而反下之，故令不愈。今脉浮，故在外，当须解外则愈，宜桂枝汤。十五。用前第十二方。

太阳病，脉浮紧，无汗，发热，身疼痛，八九日不解，表证仍在，此当发其汗。服药已微除，其人发烦目瞑，剧者必衄，衄乃解。所以然者，阳气重故也。麻黄汤主之。十六。用前第五方。

太阳病，脉浮紧，发热，身无汗，自衄者，愈。

二阳并病，太阳初得病时，发其汗，汗先出不彻，因转属阳明，续自微汗出，不恶寒。若太阳病证不罢者，不可下，下之为逆，如此可小发汗。设面色缘缘正赤者，阳气怫郁在表❶，当解之熏之。若发汗不彻❷，不足言，阳气怫郁不得越❸，当汗不汗，其人躁烦，不知痛处，乍在腹中，乍在四肢，按之不可得，其人短气，但坐以汗出不彻故也，更发汗则愈。何以知汗出不彻？以脉涩故知也。

脉浮数者，法当汗出而愈。若下之，身重心悸者，不可发汗，当自汗出乃解。所以然者，尺中脉微，此里虚，须表里实，津液自和，便自汗出愈。

脉浮紧者，法当身疼痛，宜以汗解之。假令尺中迟

---

❶ 在表：《玉函》卷二作"不得越"。
❷ 彻：《脉经》卷七"彻"上有"大"字。
❸ 若发汗……不得越：《玉函》卷二无此十五字。

者，不可发汗。何以知然？以荣气不足，血少故也。

脉浮者，病在表，可发汗，宜麻黄汤❶。十七。用前第五方。法用桂枝汤。

脉浮而数者，可发汗，宜麻黄汤。十八。用前第五方。

病常自汗出者，此为荣气和，荣气和者，外不谐，以卫气不共荣气谐和故尔。以荣行脉中，卫行脉外。复发其汗，荣卫和则愈。宜桂枝汤。十九。用前第十二方。

病人脏无他病，时发热，自汗出，而不愈者，此卫气不和也，先其时发汗则愈，宜桂枝汤。二十。用前第十二方。

伤寒脉浮紧，不发汗，因致衄者，麻黄汤主之。二十一。用前第五方。

伤寒不大便六七日，头痛有热者，与❷承气汤。其小便清者❸，一云：大便青。知不在里，仍在表也，当须发汗。若头痛者，必衄，宜桂枝汤。二十二。用前第十二方。

伤寒发汗已解，半日许复烦，脉浮数者，可更发汗，宜桂枝汤。二十三。用前第十二方。

凡病若发汗、若吐、若下、若亡血、亡津液，阴阳自和者，必自愈。

---

❶ 麻黄汤：《玉函》卷二下有"一云：桂枝汤"。《脉经》卷七作"属桂枝汤证"。
❷ 与：《玉函》卷二作"未可与"。
❸ 小便清者：《脉经》卷七、《千金翼方》卷九作"大便反清"。

大下之后，复发汗，小便不利者，亡津液故也。勿治之，得小便利，必自愈。

下之后，复发汗，必振寒，脉微细。所以然者，以内外俱虚故也。

下之后，复发汗，昼日烦躁不得眠，夜而安静，不呕，不渴，无表证，脉沉微，身无大热者，**干姜附子汤**主之。方二十四。

干姜一两　附子一枚，生用，去皮，切八片

上二味，以水三升，煮取一升，去滓、顿服。

发汗后，身疼痛，脉沉迟者，**桂枝加芍药生姜各一两人参三两新加汤❶**主之。方二十五。

桂枝三两，去皮　芍药四两　甘草二两，炙　人参三两大枣十二枚，擘　生姜四两

上六味，以水一斗二升，煮取三升，去滓，温服一升。本云❷：桂枝汤，今加芍药、生姜、人参。

发汗后，不可更行桂枝汤，汗出而喘，无大热者，可与**麻黄杏仁甘草石膏汤**。方二十六。

麻黄四两，去节　杏仁五十个，去皮尖　甘草二两❸，炙石膏半斤，碎，绵裹

❶ 桂枝加……新加汤：此十七字《玉函》卷七、《脉经》卷七、《千金翼方》卷十均作"桂枝加芍药生姜人参汤"。
❷ 云：《玉函》卷七作"方"。
❸ 二两：《玉函》卷七作"一两"。

上四味，以水七升，煮❶麻黄，减二升，去上沫，内诸药，煮取二升，去滓，温服一升。本云：黄耳杯。

发汗过多，其人叉手自冒心，心下悸，欲得按者，**桂枝甘草汤**主之。方二十七。

桂枝四两，去皮　甘草二两，炙

上二味，以水三升，煮取一升，去滓，顿服。

发汗后，其人脐下悸者，欲作奔豚，**茯苓桂枝甘草大枣汤**主之。方二十八。

茯苓半斤　桂枝四两，去皮　甘草二两，炙　大枣十五枚，擘

上四味，以甘烂水一斗，先煮茯苓，减二升，内诸药，煮取三升，去滓，温服一升，日三服。

作甘烂水法：取水二斗，置大盆内，以杓扬之，水上有珠子五六千颗相逐，取用之。

发汗后，腹胀满者，**厚朴生姜半夏甘草人参汤**主之。方二十九。

厚朴半斤，炙，去皮　生姜半斤，切　半夏半升，洗　甘草❷二两人参一两

上五味❸，以水一斗，煮取三升，去滓，温服一升，日

---

❶ 煮：《玉函》卷七、《千金翼方》卷十"煮"上有"先"字。为是。
❷ 甘草：《千金翼方》卷十此下有"炙"字。为是。
❸ 味：《玉函》卷七"味"下有"㕮咀"二字。后同。

三服。

伤寒若吐、若下后❶，心下逆满，气上冲胸，起则头眩，脉沉紧，发汗则动经，身为振振摇者，**茯苓桂枝白术甘草汤**主之。方三十。

茯苓四两　桂枝三两，去皮　白术　甘草各二两。炙

上四味，以水六升，煮取三升，去滓，分温三服❷。

发汗，病不解，反恶寒者，虚故也，**芍药甘草附子汤**主之。方三十一。

芍药　甘草各三两。炙　附子一枚，炮，去皮，破八片

上三味，以水五升，煮取一升五合，去滓，分温三服。疑非仲景方。

发汗，若下之，病仍不解，烦躁者，**茯苓四逆汤**主之。方三十二。

茯苓四两　人参一两　附子一枚，生用，去皮，破八片　甘草二两，炙　干姜一两半

上五味，以水五升，煮取三升，去滓，温服七合，日二服。

发汗后，恶寒者，虚故也。不恶寒，但热者，实也，

---

❶ 若吐若下后：《脉经》卷七、《千金翼方》卷十并作"吐、下、发汗后"。《玉函》卷二作"若吐、若下、若发汗"。

❷ 服：《玉函》卷七"服"下有"小便即利"四字。

当和胃气，**与调胃承气汤**❶。方三十三。《玉函》云：与小承

气汤。

芒消半升　甘草二两，炙　大黄四两，去皮，清酒洗

上三味，以水三升，煮取一升，去滓，内芒消，更煮

两沸，顿服。

太阳病，发汗后，大汗出，胃中干❷，烦躁不得眠，欲

得饮水者，少少与饮之，令胃气和则愈。若脉浮，小便不

利，微热消渴者，**五苓散**主之。方三十四。即猪苓散是。

猪苓十八铢，去皮　泽泻一两六铢　白术十八铢　茯苓

十八铢　桂枝半两，去皮

上五味，捣为散❸，以白饮和服方寸匕，日三服。多饮

暖水，汗出愈。如法将息。

发汗已，脉浮数，烦❹渴者，五苓散主之。三十五。

用前第三十四方。

伤寒，汗出而渴者，五苓散主之；不渴者，**茯苓甘草**

汤主之。方三十六。

茯苓二两　桂枝二两，去皮　甘草一两，炙　生姜三两，

切

---

❶ 与调胃承气汤：《玉函》卷二、《脉经》卷七、《千金翼方》卷九并作"宜
小承气汤"。

❷ 干：《脉经》卷七作"躁烦"。

❸ 捣为散：《千金要方》卷十作"水服"。

❹ 烦：《脉经》卷七"烦"上有"复"。

上四味，以水四升，煮取二升，去滓，分温三服。

中风发热，六七日不解而烦，有表里证，渴欲饮水，水入则吐者，名曰水逆，五苓散主之。三十七。用前第三十四方。

未持脉时，病人手叉❶自冒心，师因教试，令咳而不❷咳者，此必两耳聋无闻也。所以然者，以重发汗，虚故如此。发汗后，饮水多必喘，以水灌之亦喘。

发汗后，水药不得入口为逆，若更发汗，必吐下不止❸。发汗吐下后，虚烦不得眠，若剧者，必反复颠倒，音到，下同。心中懊憹，上乌浩、下奴冬切，下同。栀子豉❹汤主之；若少气者，栀子甘草豉汤❺主之；若呕者，栀子生姜豉汤主之。三十八。

栀子豉汤方

栀子十四个，擘　香豉四合，绵裹

上二味，以水四升，先煮栀子，得二升半❻，内豉，煮取一升半，去滓，分为二服，温进一服，得吐❼者，止后服。

---

❶ 手叉：《玉函》卷二、《脉经》卷七并作"叉手"。当乙正。
❷ 不：《玉函》卷二、《脉经》卷七、《千金翼方》卷十"不"下有"即"字。
❸ 若更发汗必吐下不止：《玉函》卷二、《千金翼方》卷十无此九字。
❹ 豉：《脉经》卷七、《千金翼方》卷十无。
❺ 栀子甘草豉汤：《脉经》卷七、《千金翼方》卷十作"栀子甘草汤"。
❻ 半：《外台》卷二"半"下有"去滓"。
❼ 吐：《玉函》卷七、《千金翼方》卷九"吐"上有"快"。

栀子甘草豉汤方 ❶

栀子十四个，擘　甘草二两，炙　香豉四合，绵裹

上三味，以水四升，先煮栀子、甘草，取二升半，内豉，煮取一升半，去滓，分二服，温进一服，得吐❷者，止后服。

栀子生姜豉汤方

栀子十四个，擘　生姜五两　香豉四合，绵裹

上三味，以水四升，先煮栀子、生姜，取二升半，内豉，煮取一升半，去滓，分二服，温进一服，得吐者，止后服。

发汗若下之，而烦热胸中窒者，栀子豉汤主之。三十九。用上初方

伤寒五六日，大下之后，身热不去，心中结痛者，未欲解也，栀子豉汤主之。四十。用上初方

伤寒下后，心烦腹满，卧起不安者，**栀子厚朴汤**主之。方四十一。

栀子十四个，擘　厚朴四两，炙，去皮　枳实四枚，水浸❸，炙令黄

上三味，以水三升半，煮取一升半，去滓，分二服，

---

❶ 栀子甘草豉汤：《脉经》卷七、《千金翼方》卷十作"栀子甘草汤"。

❷ 吐：《玉函》卷七、《千金翼方》卷九"吐"上有"快"字。

❸ 水浸：《玉函》卷七无此二字。

温进一服，得吐❶者，止后服。

伤寒，医以丸药大下之，身热不去，微烦者，**栀子干姜汤**主之。方四十二。

栀子十四个，擘　干姜二两

上二味，以水三升半，煮取一升半，去滓，分二服，温进一服，得吐❷者，止后服。

凡用栀子汤，病人旧微溏者，不可与服之。

太阳病发汗，汗出不解，其人仍发热，心下悸，头眩，身𤸄动，振振欲擗－作僻地者，**真武汤**主之。方四十三。

茯苓　芍药　生姜各三两。切　白术二两　附子一枚，炮，去皮，破八片

上五味，以水八升，煮取三升，去滓，温服七合，日三服。

咽喉干燥者，不可发汗。

淋家不可发汗，发汗必便血。

疮家，虽身疼痛，不可发汗，汗出则痓❸（痉）。

衄家，不可发汗，汗出必额上陷，脉急紧，直视不能眴，音唤，又胡绢切，下同。一作瞬。不得眠。

---

❶ 吐：《千金翼方》卷十"吐"上有"快"字。
❷ 吐：《玉函》卷七、《千金翼方》卷十"吐"上有"快"字。
❸ 痓：《玉函》卷五作"痉"。《脉经》卷七"痓"下注云"一作痉"。

亡血家，不可发汗，发汗则寒栗而振。

汗家，重发汗，必恍惚心乱，小便已阴疼，与禹余粮丸❶。四十四。方本阙。

病人有寒，复发汗，胃中冷，必吐蛔。一作逆。

本发汗，而复下之，此为逆也；若先发汗，治不为逆。本先下之，而反汗之，为逆；若先下之，治不为逆。

伤寒，医下之，续得下利，清谷不止，身疼痛者，急当救里；后身疼痛，清便自调者，急当救表。救里宜四逆汤，救表宜桂枝汤。四十五。用前第十二方

病发热头痛，脉反沉，若不差，身体疼痛，当救其里。**四逆汤**方。

甘草二两，炙　干姜一两半　附子一枚，生用，去皮，破八片

上三味，以水三升，煮取一升二合，去滓，分温再服。强人可大附子一枚，干姜三两。

太阳病，先下而不愈，因复发汗，以此❷表里俱虚，其人因致冒，冒家汗出自愈。所以然者，汗出表和故也。里未和❸，然后复下之。

太阳病未解，脉阴阳俱停，一作微。必先振栗汗出而

---

❶ 与禹余粮丸：《千金翼方》卷十无此五字。
❷ 以此：《玉函》卷六、《脉经》卷七、《千金翼方》卷十均无此二字。
❸ 里未和：《脉经》卷七、《千金翼方》卷十均无此三字。

解。但阳脉微者，先汗出而解，但阴脉**❶**微，一作尺脉实者。下之而解**❷**。若欲下之，宜调胃承气汤。四十六。用前第三十三方。一云：用大柴胡汤。

太阳病，发热汗出者，此为荣弱卫强，故使汗出，欲救邪风者，宜桂枝汤。四十七。方用前法。

伤寒五六日中风，往来寒热，胸胁苦满，嘿嘿不欲饮食，心烦喜呕，或胸中烦而不呕，或渴，或腹中痛，或胁下痞鞕，或心下悸、小便不利，或不渴、身有微热，或咳者，**小柴胡汤**主之。方四十八。

柴胡半斤　黄芩三两　人参三两　半夏半升，洗　甘草炙　生姜各三两。切　大枣十二枚，擘

上七味，以水一斗二升，煮取六升，去滓，再煎取三升，温服一升，日三服。若胸中烦而不呕者，去半夏、人参，加栝楼实一枚；若渴，去半夏，加人参合前成四两半、栝楼根四两；若腹中痛者，去黄芩，加芍药三两；若胁下痞鞕，去大枣，加牡蛎四两；若心下悸、小便不利者，去黄芩，加茯苓四两；若不渴，外有微热者，去人参，加桂枝三两，温覆微汗愈；若咳者，去人参、大枣、生姜，加五味子半升、干姜二两。

血弱气尽，腠理开，邪气因入，与正气相搏，结于胁

---

❶ 脉：《脉经》卷七无。
❷ 解：《脉经》卷七下"解"下有"属大柴胡汤证"六字。

下。正邪分争，往来寒热，休作有时，嘿嘿不欲饮食。脏腑相连，其痛必下，邪高痛下，故使呕也，一云：脏腑相违，其病必下，胁膈中痛。小柴胡汤主之。服柴胡汤已，渴者，属阳明，以法治之。四十九。用前方。

得病六七日，脉迟浮弱，恶风寒，手足温。医二三下之，不能食，而胁下满痛，面目及身黄，颈项强，小便难者，与柴胡汤，后必下重。本渴饮水而呕者，柴胡汤不中与也，食谷者哕。

伤寒四五日，身热恶风，颈项强，胁下满，手足温而渴者，小柴胡汤主之。五十。用前方。

伤寒，阳脉涩，阴脉弦，法当腹中急痛，先与小建中汤，不差者，小柴胡汤主之。五十一。用前方

小建中汤方

桂枝三两，去皮　甘草二两，炙　大枣十二枚，擘　芍药六两　生姜三两，切　胶饴一升

上六味，以水七升，煮取三升，去滓，内❶饴，更上微火消解，温服一升，日三服。呕家不可用建中汤，以甜故也。

伤寒中风，有❷柴胡证，但见一证便是，不必悉具。凡柴胡汤病证而下之，若柴胡证不罢者，复与柴胡汤，必

---

❶ 内：《玉函》卷七"内"下有"胶"字。

❷ 有：《玉函》卷二"有"下"小"字。

蒸蒸而振，却复❶发热汗出而解。

伤寒二三日，心中悸而烦者，小建中汤主之。五十二。用前第五十一方。

太阳病，过经十余日，反二三下之，后四五日，柴胡证仍在者，先与小柴胡。呕不止，心下急，一云：呕止小安。郁郁微烦者，为未解也，与**大柴胡汤**，下之则愈。方五十三。

柴胡半斤　黄芩三两　芍药三两　半夏半升，洗　生姜五两，切　枳实四枚，炙　大枣十二枚，擘

上七味，以水一斗二升，煮取六升，去滓，再煎❷，温服一升，日三服。

一方加大黄二两。若不加，恐不为大柴胡汤。

伤寒十三日不解，胸胁满而呕，日晡所发潮热，已而微利，此本柴胡证，下之以不得利，今反利者，知医以丸药下之，此非其治也。潮热者，实也，先宜服小柴胡汤以解外，后以**柴胡加芒消汤**主之。五十四。

柴胡二两十六铢　黄芩一两　人参一两　甘草一两，炙　生姜一两，切　半夏二十铢❸，本云：五枚。洗　大枣四枚，擘　芒消二两

❶ 复：《玉函》卷二、《千金翼方》卷九并作"反"。
❷ 煎：《玉函》卷七"煎"下有"取三升"。
❸ 二十铢：《玉函》卷七、《外台》卷一作"五枚"。

上八味，以水四升，煮取二升，去滓，内芒消，更煮微沸，分温再服，不解更作。臣亿等谨按:《金匮玉函》方中无芒消。别一方云，以水七升，下芒消二合，大黄四两，桑螵蛸五枚，煮取一升半，服五合，微下即愈。本云:柴胡再服，以解其外，余二升加芒消、大黄、桑螵蛸也。

伤寒十三日，过经谵（谵）语者，以❶有热也，当以汤下之。若小便利者，大便当鞕，而反下利，脉调和者，知医以丸药下之，非其治也。若自下利者，脉当微厥，今反和者，此为内实也，调胃承气汤主之。五十五。用前第三十三方。

太阳病不解，热结膀胱，其人如狂，血自下，下者愈。其外不解者，尚未可攻，当先解其外；外解已，但少腹急结者，乃可攻之，**宜桃核承气汤**。方五十六。后云:解外宜桂枝汤。

桃仁五十个，去皮尖　大黄四两　桂枝二两，去皮　甘草二两，炙　芒消二两

上五味，以水七升，煮取二升半，去滓，内芒消，更上火，微沸下火，先食温服五合，日三服，当微利。

伤寒八九日，下之，胸满烦惊，小便不利，谵（谵）语，一身尽重，不可转侧者，**柴胡加龙骨牡蛎汤**主之。方

❶ 以:《玉函》卷二、《脉经》卷七、《千金翼方》卷九并作"内"。

五十七。

柴胡_{四两} 龙骨 黄芩 生姜切 铅丹 人参 桂枝_{去皮} 茯苓各_{一两半} 半夏_{二合半，洗} 大黄_{二两} 牡蛎_{一两半，熬} 大枣_{六枚，擘}

上十二味，以水八升，煮取四升，内大黄，切如碁子，更煮一两沸，去滓，温服一升。本云：柴胡汤今加龙骨等。

伤寒，腹满谵（谵）语，寸口脉浮而紧，此肝乘脾也，名曰纵，刺期门。五十八。

伤寒发热，啬啬恶寒，大渴欲饮水❶，其腹必满，自汗出，小便利，其病欲解，此肝乘肺也，名曰横，刺期门。五十九。

太阳病，二日反躁，凡熨其背，而大汗出，大热入胃，_{一作二日内，烧瓦熨背，大汗出，火气入胃。}胃中水竭，躁烦必发谵（谵）语。十余日振栗自下利❷者，此为欲解也。故其汗从腰以下不得汗，欲小便不得，反呕，欲失溲，足下恶风，大便鞕，小便当数，而反不数，及不多，大便已，头卓然而痛，其人足心必热，谷气下流故也。

太阳病中风，以火劫发汗，邪风被火热，血气流溢，失其常度。两阳相熏灼，其身发黄。阳盛则欲衄，阴虚，

---

❶ 水：《玉函》卷二、《脉经》卷七作"酢浆"。《千金翼方》卷十作"截浆"。
❷ 振栗自下利：《玉函》卷二、《脉经》卷七并作"振而反汗出者"。

小便难。阴阳俱虚竭，身体则枯燥，但头汗出，剂❶颈而还，腹满微喘，口干咽烂，或不大便，久则谵（谵）语，甚者至哕，手足躁扰，捻衣摸床。小便利者，其人可治。

伤寒脉浮，医以火迫劫之，亡阳必惊狂，卧起不安者，**桂枝去芍药加蜀漆牡蛎龙骨救逆汤**主之。方六十。

桂枝三两，去皮　甘草二两，炙　生姜三两，切　大枣十二枚，擘　牡蛎五两，熬　蜀漆三两，洗去腥　龙骨四两

上七味，以水一斗二升，先煮蜀漆，减二升，内诸药，煮取三升，去滓，温服一升。本云：桂枝汤，今去芍药，加蜀漆、牡蛎、龙骨。

形作伤寒，其脉不弦紧而弱。弱者必渴，被火必谵（谵）语。弱者发热脉浮，解之当汗出愈。

太阳病，以火熏之，不得汗，其人必躁，到经不解，必清血，名为火邪。

脉浮热甚，而反灸之，此为实，实以虚治，因火而动，必咽燥吐血。

微数之脉，慎不可灸，因火为邪，则为烦逆，追虚逐实，血散脉中，火气虽微，内攻有力，焦骨伤筋，血难复也。脉浮，宜以汗解，用火灸之，邪无从出，因火而盛，病从腰以下，必重而痹，名火逆也。欲自解者，必当先

---

❶ 剂：通"齐"。

烦，烦乃有汗而解。何以知之？脉浮故知汗出解。

烧针令其汗，针处被寒，核起而赤者，必发奔豚。气从少腹上冲心者，灸其核上各一壮，**与桂枝加桂汤**更加桂二两也。方六十一。

桂枝五两，去皮　芍药三两　生姜三两，切　甘草二两，炙　大枣十二枚，擘

上五味，以水七升，煮取三升，去滓，温服一升。本云：桂枝汤今加桂满五两。所以加桂者，以能泄奔豚气也。

火逆下之，因烧针烦躁者，**桂枝甘草龙骨牡蛎汤**主之。方六十二。

桂枝一两，去皮　甘草二两，炙　牡蛎二两，熬　龙骨二两

上四味，以水五升，煮取二升半，去滓，温服八合，日三服。

太阳伤寒者，加温针必惊也。

太阳病，当恶寒发热，今自汗出，反不恶寒发热，关上脉细数者，以医吐之过也。一二日吐之者，腹中饥，口不能食；三四日吐之者，不喜糜粥，欲食冷食，朝食暮吐。以医吐之所致也，此为小逆。

太阳病吐之，但太阳病当恶寒，今反不恶寒，不欲近衣，此为吐之内烦也。

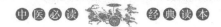

病人脉数，数为热，当消谷引食，而反吐者，此以发汗，令阳气微，膈气虚，脉乃数也。数为客热，不能消谷，以胃中虚冷，故吐也。

太阳病，过经十余日，心下嗢嗢❶欲吐，而胸中痛，大便反溏，腹微满，郁郁微烦。先此时自极吐下者，与调胃承气汤。若不尔者，不可与。但欲呕，胸中痛，微溏者，此非柴胡汤证，以呕故知极吐下也。调胃承气汤。六十三。用前第三十三方。

太阳病六七日，表证仍在，脉微而沉，反不结胸，其人发狂者，以热在下焦，少腹当鞭满，小便自利者，下血乃愈。所以然者，以太阳随经，瘀热在里故也，**抵当汤**主之。方六十四。

水蛭熬　虻虫各三十个。去翅足，熬　桃仁二十个，去皮尖

大黄三两，酒洗

上四味，以水五升，煮取三升，去滓，温服一升。不下更服。

太阳病身黄，脉沉结，少腹鞭，小便不利者，为无血也。小便自利，其人如狂者，血证谛也，抵当汤主之。六十五。用前方。

伤寒有热，少腹满，应小便不利，今反利者，为有血

❶嗢嗢：原作"温温"，据《玉函》卷四改。嗢嗢，反胃欲呕的声音。《千金要方》卷九作"愠愠"。

也，当下之，不可余药，**宜抵当丸**。方六十六。

水蛭二十个，熬　　虻虫二十个，去翅足，熬　　桃仁二十五个，去皮尖　大黄三两

上四味，捣分四丸，以水一升，煮一丸，取七合服之，晬时当下血，若不下者更服。

太阳病，小便利者，以饮水多，必心下悸；小便少者，必苦里急也。

卷第四

辨太阳病脉证并治下第七（128～178条）

合三十九法　方三十首

问曰：病有结胸，有脏结，其状何如？答曰：按之痛，寸脉浮，关脉沉，名曰结胸也。

何❶谓脏结？答曰：如结胸状，饮食如故，时时下利，寸脉浮，关脉小细沉紧，名曰脏结。舌上白胎滑者，难治。

脏结无阳证，不往来寒热❷，一云：寒而不热。其人反静，舌上胎滑者，不可攻也。

病发于阳，而反下之，热入因作结胸；病发于阴，而反下❸之，一作汗出。因作痞也。所以成结胸者，以下之太

---

❶ 何：《玉函》卷三"何"上有"问曰"二字，与文例合。
❷ 不往来寒热：《脉经》卷七作"寒而不热"。
❸ 下：《千金翼方》卷九作"汗"。

早故也。结胸者，项亦强，如柔痓（痉）状，下之则和，宜**大陷胸丸**。方一。

　　大黄半斤　葶苈子半升，熬　芒消半升　杏仁半升，去皮尖，熬黑

　　上四味，捣筛二味，内杏仁、芒消，合研如脂，和散，取如弹丸一枚，别捣甘遂末一钱匕，白蜜二合，水二升，煮取一升，温顿服之，一宿乃下，如不下，更服，取下为效。禁如药法。

　　结胸证，其脉浮大者，不可下，下之则死。

　　结胸证悉具，烦躁者亦死。

　　太阳病，脉浮而动数，浮则为风，数则为热，动则为痛，数则为虚，头痛发热，微盗汗出，而反恶寒者，表未解也。医反下之，动数变迟，膈内拒痛❶，一云：头痛即眩。胃中空虚，客气动膈，短气躁烦，心中懊侬，阳气内陷，心下因鞕，则为结胸，大陷胸汤主之。若不结胸，但头汗出，余处无汗，剂颈而还，小便不利，身必发黄。**大陷胸汤**。方二。

　　大黄六两去皮❷　芒消一升　甘遂❸一钱匕

　　上三味，以水六升，先煮大黄取二升，去滓，内芒

---

❶ 膈内拒痛：《脉经》卷七、《千金翼方》卷九并作"头痛即眩"。
❷ 去皮：《千金翼方》卷九无此二字。
❸ 甘遂：《千金翼方》卷九、《外台》卷二"甘遂"下有"末"字。为是。

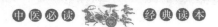

消，煮一两沸，内甘遂末，温服一升，得快利，止后服。

伤寒六七日，结胸热实，脉沉而紧，心下痛，按之石鞕者，大陷胸汤主之。三。用前第二方。

伤寒十余日，热结在里，复往来寒热者，与大柴胡汤；但结胸，无大热者，此为水结在胸胁也，但头微汗出者，大陷胸汤主之。四。用前第二方。

大柴胡汤方

柴胡半斤　枳实四枚，炙　生姜五两，切　黄芩三两　芍药三两　半夏半升，洗　大枣十二枚，擘

上七味，以水一斗二升，煮取六升，去滓，再煎，温服一升，日三服。一方加大黄二两，若不加，恐不名大柴胡汤。

太阳病，重发汗而复下之，不大便五六日，舌上燥❶而渴，日晡所❷小有潮热，一云：日晡所发，心胸大烦。从心下至少腹鞕满而痛，不可近者，大陷胸汤主之。五。用前第二方。

小结胸病，正在心下，按之则痛，脉浮滑者，**小陷胸汤**主之。方六。

黄连一两　半夏半升，洗　栝楼实大者一枚

上三味，以水六升，先煮栝楼，取三升，去滓，内诸

---

❶ 燥：《千金要方》卷九作"干"。义胜。

❷ 所：《玉函》卷三无。

药，煮取二升，去滓，分温三服。

太阳病，二三日，不能卧，但欲起，心下必结，脉微弱者，此本有寒分❶也。反下之，若利止，必作结胸；未止者，四日复下之；此作协热利也。

太阳病，下之，其脉促，一作纵。不结胸者，此为欲解也。脉浮者，必结胸。脉紧者，必咽痛。脉弦者，必两胁拘急。脉细数者，头痛未止。脉沉紧者，必欲呕。脉沉滑者，协热利。脉浮滑者，必下血。

病在阳❷，应以汗解之，反以冷❸水潠之，若灌之，其热被劫不得去，弥更益烦，肉❹上粟起，意欲饮水，反不渴者，服文蛤散；若不差者，与五苓散。寒实结胸，无热证者，与三物小陷胸汤❺。用前第六方。

白散亦可服❻。七。一云：与三物小白散。

文蛤散方

文蛤五两

上一味为散，以沸汤和一方寸匕服，汤用五合。

---

❶ 分：《玉函》卷三、《脉经》卷七、《千金翼方》卷九均无。
❷ 阳：《外台》卷二"阳"上有"太"字。义胜。
❸ 冷：《脉经》卷七、《千金翼方》卷九均无。
❹ 肉：《玉函》卷三、《脉经》卷七并作"皮"。
❺ 与三物小陷胸汤：《玉函》卷三、《千金翼方》卷九并作"与三物白散"。为是。
❻ 白散亦可服：《玉函》卷三、《千金翼方》卷九均无此五字。为是。

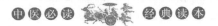
五苓散方

猪苓十八铢，去黑皮　　白术十八铢　　泽泻一两六铢　　茯苓
十八铢　桂枝半两，去皮

上五味为散，更于臼中治之，白饮和方寸匕服之，日
三服，多饮暖水，汗出愈。

白散方

桔梗三分　　巴豆一分，去皮心，熬黑研如脂　　贝母三分

上三味❶为散，内巴豆，更于臼中杵之，以白饮和服，
强人半钱匕，羸者减之。病在膈上必吐，在膈下必利，不
利进热粥一杯，利过不止，进冷粥一杯。身热皮粟不解，
欲引衣自覆，若以水潠之，洗之，益令热却不得出，当汗
而不汗则烦，假令汗出已，腹中痛，与芍药三两如上法。

太阳与少阳并病，头项强痛，或眩冒，时如结胸，心
下痞鞕者，当刺大椎第一间、肺俞、肝俞，慎不可发汗；
发汗则谵（谵）语，脉弦。五日谵（谵）语不止，当刺
期门。八。

妇人中风，发热恶寒，经水适来，得之七八日，热除
而脉迟身凉。胸胁下满，如结胸状，谵（谵）语者，此为
热入血室也，当刺期门，随其实❷而取之。九。

---

❶ 味:《千金翼方》卷九"味"下有"捣"。

❷ 实:《玉函》卷三、《脉经》卷七、《千金翼方》卷九"实"上均有"虚"
字。

妇人中风，七八日续得寒热，发作有时，经水适断者，此为热入血室，其血必结，故使如疟状，发作有时，**小柴胡汤**主之。方十。

柴胡半斤　黄芩三两　人参三两　半夏半升，洗　甘草三两　生姜三两，切　大枣十二枚，擘

上七味，以水一斗二升，煮取六升，去滓，再煎取三升，温服一升，日三服。

妇人伤寒，发热，经水适来，昼日明了，暮则谵（谵）语，如见鬼状者，此为热入血室，无犯胃气，及上二焦，必自愈。十一。

伤寒六七日，发热微恶寒，支节烦疼，微呕，心下支结，外证未去者，**柴胡桂枝汤**主之。方十二。

桂枝去皮❶　黄芩一两半　人参一两半　甘草一两，炙　半夏二合半，洗　芍药一两半　大枣六枚，擘　生姜一两半，切　柴胡四两

上九味，以水七升，煮取三升，去滓，温服一升。本云：人参汤，作如桂枝法，加半夏、柴胡、黄芩，复如柴胡法。今用人参作半剂。

伤寒五六日，已发汗而复下之，胸胁满微结，小便不利，渴而不呕，但头汗出，往来寒热，心烦者，此为未解

---

❶ 去皮：《玉函》卷七作"一两半"。

也，**柴胡桂枝干姜汤**主之。方十三。

柴胡半斤　桂枝三两，去皮　干姜二两　栝楼根四两
黄芩三两　牡蛎二两，熬　甘草二两，炙

上七味，以水一斗二升，煮取六升，去滓，再煎取三升，温服一升，日三服，初服微烦，复服汗出便愈。

伤寒五六日，头汗出，微恶寒，手足冷，心下满，口不欲食，大便鞕，脉细者，此为阳微结，必有表，复有里也。脉沉，亦在里也，汗出为阳微，假令纯阴结，不得复有外证，悉入在里，此为半在里半在外也。脉虽沉紧，不得为少阴病，所以然者，阴不得有汗，今头汗出，故知非少阴也，可与小柴胡汤。设不了了者，得屎而解。十四。用前第十方。

伤寒五六日，呕而发热者，柴胡汤证具，而以他药下之，柴胡证仍在者，复与柴胡汤。此虽已下之，不为逆，必蒸蒸而振，却发热汗出而解。若心下满而鞕痛者，此为结胸也，大陷胸汤主之。但满而不痛者，此为痞，柴胡不中与之，**宜半夏泻心汤**。方十五。

半夏半升，洗　黄芩　干姜　人参　甘草炙。各三两
黄连一两　大枣十二枚，擘

上七味，以水一斗，煮取六升，去滓，再煎取三升，温服一升，日三服。须大陷胸汤者，方用前第二法。一方用半夏一升

太阳少阳并病，而反下之，成结胸，心下鞕，下利不止，水浆不下，其人心烦。

脉浮而紧，而复❶下之，紧反入里，则作痞，按之自濡，但气痞耳。

太阳中风，下利呕逆，表解者，乃可攻之。其人漐漐汗出，发作有时，头痛，心下痞鞕满，引胁下痛，干呕短气，汗出不恶寒者，此表解里未和也，**十枣汤**主之。方十六。

芫花_熬　甘遂　大戟

上三味等分，各别捣为散，以水一升半，先煮大枣肥者十枚，取八合，去滓，内药末，强人服一钱匕，羸人服半钱，温服之，平旦服。若下少，病不除者，明日更服，加半钱。得快下利后，糜粥自养。

太阳病，医发汗，遂发热恶寒，因复下之，心下痞，表里俱虚，阴阳气并竭，无阳则阴独，复加烧针，因胸烦，面色青黄，肤𥆧者，难治；今色微黄，手足温者，易愈。

心下痞，按之濡，其脉关上浮者，**大黄黄连❷泻心汤**主之。方十七。

大黄_{二两}　黄连_{一两}

---

❶ 复：《玉函》卷二作"反"。
❷ 黄连：《玉函》卷八无此二字。

上二味，以麻沸汤二升，渍之须臾，绞去滓，分温再服。臣亿等看详大黄黄连泻心汤，诸本皆二味，又后附子泻心汤，用大黄、黄连、黄芩、附子，恐是前方中亦有黄芩，后但加附子也，故后云附子泻心汤，本云：加附子也。

心下痞，而复恶寒汗出者，**附子泻心汤**主之。方十八。

大黄二两　黄连一两　黄芩一两　附子一枚，炮，去皮，破，别煮取汁。

上四味，切三味，以麻沸汤二升渍之，须臾，绞去滓，内附子汁，分温再服。

本以下之，故心下痞，与泻心汤。痞不解，其人渴而口燥烦，小便不利者，五苓散主之。十九。一方云：忍之一日乃愈。用前第七证方。

伤寒汗出解之后，胃中不和，心下痞鞕，干噫食臭，胁下有水气，腹中雷鸣，下利者，**生姜泻心汤**主之。方二十。

生姜四两，切　甘草三两，炙　人参三两　干姜一两　黄芩三两　半夏半升，洗　黄连一两　大枣十二枚，擘

上八味，以水一斗，煮取六升，去滓，再煎取三升，温服一升，日三服。附子泻心汤，本云：加附子。半夏泻心汤，甘草泻心汤，同体别名耳。生姜泻心汤，本云：理中人参黄芩汤，去桂枝、术，加黄连并泻肝法。

伤寒中风，医反下之，其人下利日数十行，谷不化，腹中雷鸣，心下痞鞕而满，干呕心烦不得安，医见心下痞，谓病不尽，复下之，其痞益甚，此非结热，但以胃中虚，客气上逆，故使鞕也。**甘草泻心汤**主之。方二十一。

甘草四两，炙　黄芩三两　干姜三两　半夏半升，洗　大枣十二枚，擘❶　黄连一两

上六味，以水一斗，煮取六升，去滓，再煎取三升，温服一升，日三服。臣亿等谨按，上生姜泻心汤法。本云：理中人参黄芩汤，今详泻心以疗痞，痞气因发阴而生，是半夏、生姜、甘草泻心三方，皆本于理中也，其方必各有人参，今甘草泻心中无者，脱落之也。又按：《千金》并《外台秘要》，治伤寒䘌食用此方皆有人参，知脱落无疑。

伤寒服汤药，下利不止，心下痞鞕。服泻心汤已，复以他药下之，利不止，医以理中与之，利益甚。理中者，理中焦，此利在下焦，赤石脂禹余粮汤主之。复不止者，当利其小便。**赤石脂禹余粮汤**。方二十二。

赤石脂一斤，碎　太一❷禹余粮一斤，碎

上二味，以水六升，煮取二升，去滓，分温三服。

伤寒吐下后，发汗，虚烦，脉甚微，八九日心下痞

---

❶ 擘：《千金翼方》卷九"擘"下有"一方有人参三两"。《金匮要略·百合狐惑阴阳毒病脉证治》甘草泻心汤有"人参"。"人参"脱，当补。

❷ 太一：《玉函》卷八无此二字。

鞕，胁下痛，气上冲咽喉，眩冒，经脉动惕者，久而成痿。

伤寒发汗，若吐若下，解后心下痞鞕，噫气不除者，**旋覆代赭❶汤**主之。方二十三。

旋覆花三两　人参二两　生姜五两　代赭❷一两　甘草三两，炙　半夏半升，洗　大枣十二枚，擘

上七味，以水一斗，煮取六升，去滓，再煎取三升。温服一升，日三服。

下❸后不可更行桂枝汤，若汗出而喘，无大热者，可**与麻黄杏子甘草石膏汤**。方二十四。

麻黄四两　杏仁五十个，去皮尖　甘草二两，炙　石膏半斤，碎，绵裹

上四味，以水七升，先煮麻黄，减二升，去白沫，内诸药，煮取三升，去滓，温服一升。本云：黄耳杯。

太阳病，外证未除，而数下之，遂协热而利，利下不止，心下痞鞕，表里不解者，**桂枝人参汤**主之。方二十五。

桂枝四两，别切　甘草四两，炙　白术三两　人参三两干姜三两

---

❶ 赭：《玉函》卷三"赭"下有"石"字。
❷ 赭：《玉函》卷三"赭"下有"石"字。
❸ 下：《玉函》卷三、《脉经》卷七"下"上有"大"。

上五味，以水九升，先煮四味，取五升❶，内桂，更煮取三升，去滓，温服一升，日再夜一服。

伤寒大下后，复发汗，心下痞，恶寒者，表未解也。不可攻痞，当先解表，表解乃可攻痞。解表宜桂枝汤，攻痞宜大黄黄连泻心汤。二十六。泻心汤用前第十七方。

伤寒发热，汗出不解，心中❷痞鞕，呕吐而下利者，大柴胡汤主之。二十七。用前第四方。

病如桂枝证，头不痛，项不强，寸脉微浮，胸中痞鞕，气上冲喉咽，不得息者，此为胸有寒也。当吐之，宜**瓜蒂散**。方二十八。

瓜蒂一分，熬　黄赤小豆一分

上二味，各别捣筛，为散已，合治之，取一钱匕❸，以香豉一合，用热汤七合，煮作稀糜，去滓，取汁和散，温顿服之。不吐者，少少加，得快吐乃止。诸亡血虚家，不可与瓜蒂散。

病胁下素有痞，连在脐旁，痛引少腹，入阴筋者，此名脏结，死。二十九。

伤寒若吐若下后，七八日不解，热结在里，表里俱热，时时恶风，大渴，舌上干燥而烦，欲饮水数升者，**白**

伤寒论

七〇

---

❶ 升：《玉函》卷八"升"下有"去滓"二字。
❷ 中：《玉函》卷三作"下"。
❸ 一钱匕方：《千金翼方》作"半钱匕"。

虎加人参汤主之。方三十。

　　知母六两　石膏一斤，碎　甘草二两，炙　人参二两　粳米六合

　　上五味，以水一斗，煮米熟，汤成，去滓，温服一升，日三服。此方立夏后立秋前乃可服。立秋后不可服。正月、二月、三月尚凛冷，亦不可与服之，与之则呕利而腹痛。诸亡血虚家亦不可与，得之则腹痛利者，但可温之，当愈。

　　伤寒无大热，口燥渴，心烦，背微恶寒者，白虎加人参汤主之。三十一用前方。

　　伤寒脉浮，发热无汗，其表不解，不可与白虎汤。渴欲饮水，无表证者，白虎加人参汤主之。三十二。用前方。

　　太阳少阳并病，心下鞕❶，颈项强而眩者，当刺大椎、肺俞、肝俞，慎勿下之。三十三。

　　太阳与少阳合病，自下利者，与黄芩汤；若呕者，黄芩加半夏生姜汤主之。三十四。

黄芩汤方

　　黄芩三两　芍药二两　甘草二两，炙　大枣十二枚，擘

　　上四味，以水一斗，煮取三升，去滓，温服一升，日再夜一服。

---

❶　鞕：同硬。坚也。《玉函》卷三、《千金翼方》卷九并作"痞坚"。

黄芩加半夏生姜汤方

黄芩三两　芍药二两　甘草二两，炙　大枣十二枚，擘
半夏半升，洗　生姜一两半，一方三两，切

上六味，以水一斗，煮取三升，去滓，温服一升，日
再，夜一服。

伤寒胸中有热，胃中有邪气，腹中痛，欲呕吐者，**黄
连汤**主之。方三十五。

黄连三两　甘草三两，炙　干姜三两　桂枝三两，去皮
人参二两　半夏半升，洗　大枣十二枚，擘

上七味，以水一斗，煮取六升，去滓，温服，昼三夜
二。疑非仲景方❶。

伤寒八九日，风湿相搏，身体疼烦❷，不能自转侧，不
呕，不渴，脉浮虚而涩者，桂枝附子汤主之。若其人大便
鞕，一云：脐下心下鞕。小便自利者，去桂加白术汤主之。
三十六。

桂枝附子汤方

桂枝四两，去皮　附子三枚，炮，去皮，破　生姜二两，切
大枣十二枚，擘　甘草二两，炙

上五味，以水六升，煮取二升，去滓，分温三服。

❶ 疑非仲景方：《玉函》卷八、《千金翼方》卷九均无此五字。
❷ 烦：《脉经》卷八作"痛"。

去桂加白术汤 ❶ 方

附子三枚，炮，去皮，破　白术四两　生姜三两，切　甘草二两，炙　大枣十二枚，擘

上五味，以水六升，煮取二升，去滓，分温三服。初一服，其人身如痹，半日许复服之，三服都尽，其人如冒状，勿怪，此以附子、术，并走皮内，逐水气未得除，故使之耳。法当加桂四两，此本一方二法，以大便鞕，小便自利，去桂也；以大便不鞕，小便不利，当加桂。附子三枚恐多也，虚弱家及产妇，宜减服之。

风湿相搏，骨节疼烦，掣痛不得屈伸，近之则痛剧，汗出短气，小便不利，恶风不欲去衣，或身微肿者，**甘草附子汤**主之。方三十七。

甘草二两，炙　附子二枚，炮，去皮，破　白术二两　桂枝四两，去皮

上四味，以水六升，煮取三升，去滓，温服一升，日三服。初服得微汗则解，能食，汗止 ❷ 复烦者，将服五合，恐一升多者，宜服六七合为始 ❸。

伤寒脉浮滑，此以表有热，里有寒，**白虎汤**主之。方三十八。

---

❶ 去桂加白术汤:《脉经》卷八、《千金翼方》卷九并作"术附子汤"。《玉函》卷八作"术附汤"。
❷ 止:《金匮要略·痉（痓）湿暍病脉证治》作"出"。
❸ 始:《金匮要略·痉（痓）湿暍病脉证治》作"妙"。

知母六两　　石膏一斤，碎　　甘草二两，炙　　粳米六合

上四味，以水一斗，煮米熟，汤成，去滓，温服一升，日三服。臣亿等谨按前篇云：热结在里，表里俱热者，白虎汤主之。又云：其表不解，不可与白虎汤。此云脉浮滑，表有热，里有寒者，必表里字差矣。又阳明一证云：脉浮迟，表热里寒，四逆汤主之。又少阴一证云：里寒外热，通脉四逆汤主之。以此表里自差，明矣。《千金翼》云白通汤，非也。

伤寒脉结代，心动悸，**炙甘草汤**主之。方三十九。

甘草四两，炙　　生姜三两，切　　人参二两　　生地黄一斤
桂枝三两，去皮　　阿胶二两　　麦门冬半升，去心　　麻仁半升
大枣三十枚，擘

上九味，以清酒七升，水八升，先煮八味取三升，去滓，内胶，烊消尽，温服一升，日三服。一名复脉汤。

脉按之来缓，时一止复来者，名曰结。又脉来动而中止，更来小数，中有还者反动名曰结，阴也。脉来动而中止，不能自还，因而复动者，名曰代，阴也。得此脉者必难治。

辨阳明病脉证并治第八（179～262条）

合四十四法　方一十首一方附　并见阳明少阳合病法

问曰：病有太阳阳明，有正阳阳明，有少阳阳明，何谓也？答曰：太阳阳明者，脾约一云：络。是也；正阳阳明者，胃家实是也；少阳阳明者，发汗利小便已，胃中燥烦实❶，大便难是也。

阳明之为病，胃家实❷一作寒。是也。

问曰：何缘得阳明病？答曰：太阳病，若发汗，若下，若利小便，此亡津液，胃中干燥，因转属阳明。不更衣，内实，大便难者，此名阳明❸也。

问曰：阳明病外证云何？答曰：身热，汗自出，不恶

---

❶ 烦实：《玉函》卷三、《千金翼方》卷九均无此二字。
❷ 实：《千金翼方》卷九作"寒"。
❸ 明：《玉函》卷三、《千金翼方》卷九"明"下并有"病"字，与文例合。

寒，反恶热也。

问曰：病有得之一日，不发热而恶寒者，何也？答曰：虽得之一日，恶寒将自罢，即自汗出而恶热也。

问曰：恶寒何故自罢？答曰：阳明居中，主土也，万物所归，无所复传，始虽恶寒，二日自止，此为阳明病也。

本太阳初得病时，发其汗，汗先出不彻，因转属阳明也。伤寒发热，无汗，呕不能食，而反汗出濈濈然者，是转属阳明也。

伤寒三日，阳明脉大。

伤寒脉浮而缓，手足自温者，是为系在太阴。太阴者，身当发黄，若小便自利者，不能发黄。至七八日大便鞕者，为阳明病也。

伤寒转❶系阳明者，其人濈❷然微汗出也。

阳明中风，口苦咽干，腹满微喘，发热恶寒，脉浮而紧，若下之，则腹满小便难也。

阳明病，若能食，名中风；不能食，名中寒。

阳明病，若中寒者，不能食，小便不利，手足濈然汗出，此欲作固瘕，必大便初鞕后溏。所以然者，以胃中冷，水谷不别故也。

---

❶ 转：《千金翼方》卷九作"传"。
❷ 濈：《玉函》卷三作"濈濈"。

阳明病，初欲食，小便反不利，大便自调，其人骨节疼，翕翕如有热状，奄然发狂，濈然汗出而解者，此水不胜谷气，与汗共并，脉紧则愈。

阴明病欲解时，从申至戌上❶。

阳明病，不能食，攻其热必哕，所以然者，胃中虚冷故也。以其人本虚，攻其热必哕。

阳明病，脉迟，食难用饱，饱则微烦头眩，必小便难，此欲作谷瘅。虽下之，腹满如故，所以然者，脉迟故也。

阳明病，法❷多汗，反无汗，其身如虫行皮中状者，此以久虚故也。

阳明病，反无汗，而小便利，二三日呕而咳，手足厥者，必苦头痛。若不咳不呕，手足不厥者，头不痛。一云：冬阳明。

阳明病，但头眩，不恶寒，故能食而咳，其人咽必痛。若不咳者，咽不痛。一云：冬阳明。

阳明病，无汗，小便不利，心中懊憹者，身必发黄。

阳明病，被火，额上微汗出，而小便不利者，必发黄。

阳明病，脉浮而紧者，必潮热，发作有时。但浮者，

---

❶ 至戌上：《玉函》卷三、《千金翼方》卷九并作"尽戌"。
❷ 法：《玉函》卷三、《千金翼方》卷九并作"当"。

必盗汗出。

阳明病，口燥，但欲漱水，不欲咽者，此必衄。

阳明病，本自汗出，医更重发汗，病已差，尚微烦不了了者，此必大便鞕故也。以亡津液，胃中干燥，故令大便鞕。当问其小便日几行，若本小便日三四行，今日再行，故知大便不久出。今为小便数少，以津液当还入胃中，故知不久必大便也。

伤寒呕多，虽有阳明证，不可攻之。

阳明病，心下鞕满者，不可攻之。攻之利遂不止者死，利止者愈。

阳明病，面合色赤，不可攻之，必❶发热。色黄者，小便不利也。

阳明病，不吐不下，心❷烦者，可与**调胃承气汤**。方一。

甘草二两，炙　芒消半升　大黄四两，清酒洗

上三味，切，以水三升，煮二物至一升，去滓，内芒消，更上微火一二沸，温顿服之，以调胃气。

阳明病，脉迟，虽汗出不恶寒者，其身必重，短气，腹满而喘，有潮热者，此外欲解，可攻里也。手足濈然汗出者，此大便已鞕也，大承气汤主之；若汗多，微发热

❶ 必：《玉函》卷三上有"攻之"。
❷ 心：《玉函》卷三、《千金翼方》卷九并作"而"。

恶寒者，外未解也❶，一法与桂枝汤。其热不潮，未可与承气汤；若腹大满不通者，可与小承气汤，微和胃气，勿令至大泄下。**大承气汤**。方二。

大黄四两，酒洗　厚朴半斤，炙，去皮　枳实五枚，炙
芒消三合

上四味，以水一斗，先煮二物，取五升，去滓，内大黄，更煮取二升，去滓，内芒消，更上微火一两沸，分温再服，得下，余勿服。

小承气汤方

大黄四两　厚朴二两，炙，去皮　枳实三枚，大者，炙

上三味，以水四升，煮取一升二合，去滓，分温二服。初服汤当更衣，不尔者，尽饮之，若更衣者，勿服之。

阳明病，潮热，大便微鞕者，可与大承气汤，不鞕者不可与之。若不大便六七日，恐有燥屎，欲知之法，少与小承气汤，汤入腹中，转失❷气者，此有燥屎也，乃可攻之。若不转失气者，此但初头鞕，后必溏，不可攻之，攻之必胀满不能食也。欲饮水者，与水则哕。其后发❸热者，必大便复鞕而少也，以小承气汤和之。不转失气者，慎不可攻也。小承气汤。三。用前第二方。

---

❶ 也：《千金要方》卷九、《外台》卷一"也"下均有"桂枝汤主之"五字。
❷ 失：《玉函》卷三作"矢"。后同。
❸ 热：《玉函》卷三"热"前有"潮"字。

夫实则谵（谵）语，虚则郑声。郑声者，重语也。直视谵（谵）语，喘满者死，下利者亦死。谵（谵）语

发汗多，若重发汗者，亡其阳，谵（谵）语。脉短者死，脉自和者不死。

伤寒若吐若下后不解，不大便五六日，上至十余日，日晡所发潮热，不恶寒，独语如见鬼状。若剧者，发则不识人，循衣摸床❶，惕而不安，<small>一云：顺衣妄撮，怵惕不安。</small>微喘直视，脉弦者生，涩者死。微者，但发热谵（谵）语者，大承气汤主之。若一服利，则止后服。四。<small>用前第二方。</small>

阳明病，其人多汗，以津液外出，胃中燥，大便必鞕，鞕则谵（谵）语；小承气汤主之；若一服谵（谵）语止者，更莫复服。五。<small>用前第二方。</small>

阳明病，谵（谵）语发潮热，脉滑而疾者，小承气汤主之。因与承气汤一升，腹中转气者，更服一升，若不转气者，勿更与之。明日又不大便，脉反微涩者，里虚也，为难治，不可更与承气汤也。六。<small>用前第二方。</small>

阳明病，谵（谵）语有潮热，反不能食者，胃中❷必有燥屎五六枚也；若能食者，但鞕耳，宜大承气汤下之。七。<small>用前第二方。</small>

---

❶ 摸床：《玉函》卷三作"撮空"，《脉经》卷七作"妄撮"。

❷ 胃中：《玉函》卷三、《脉经》卷七、《千金翼方》卷九无此二字。疑衍。

阳明病，下血谵（谵）语者，此为热入血室，但头汗出者，刺期门，随其实而泻之，濈然汗出则愈。

汗汗一作卧出谵（谵）语者，以有燥屎在胃中，此为风也。须下者，过经乃可下之。下之若早，语言必乱，以表虚里实故也。下之愈，宜大承气汤。八。用前第二方。一云：大柴胡汤。

伤寒四五日，脉沉而喘满，沉为在里，而反发其汗，津液越出，大便为难，表虚里实，久则谵（谵）语。

三阳合病，腹满身重，难以转侧，口不仁，面垢，又作枯。一云：向经。谵（谵）语遗尿。发汗则谵（谵）语。下之则额上生汗，手足逆冷。若自汗出者，**白虎汤**主之。方九。

知母六两　石膏一斤，碎　甘草二两，炙　粳米六合

上四味，以水一斗，煮米熟，汤成，去滓。温服一升，日三服。

二阳并病，太阳证罢，但发潮热，手足漐漐汗出，大便难而谵（谵）语者，下之则愈，宜大承气汤。十。用前第二方。

阳明病，脉浮而紧，咽燥口苦，腹满而喘，发热汗出，不恶寒反恶热，身重。若发汗则躁，心愦愦公对切。反谵（谵）语。若加温针，必怵惕烦躁不得眠。若下之，则胃中空虚，客气动膈，心中懊恼，舌上胎者，**栀子豉汤**

主之。方十一。

　　肥栀子十四枚，擘　香豉四合，绵裹

　　上二味，以水四升，煮栀子取二升半，去滓，内豉，更煮取一升半，去滓。分二服，温进一服，得快吐者，止后服。

　　若渴欲饮水，口干舌燥者，**白虎加人参汤**主之。方十二。

　　知母六两石膏一斤，碎　甘草二两，炙　粳米六合　人参三两

　　上五味，以水一斗，煮米熟汤成，去滓，温服一升，日三服。

　　若脉浮发热，渴欲饮水，小便不利者，**猪苓汤**主之。方十三。

　　猪苓去皮　茯苓　泽泻　阿胶　滑石碎。各一两

　　上五味，以水四升，先煮四味，取二升，去滓，内阿胶烊消，温服七合，日三服。

　　阳明病，汗出多而渴者，不可与猪苓汤，以汗多胃中燥，猪苓汤复利其小便故也。

　　脉浮而迟，表热里寒，下利清谷者，**四逆汤**主之。方十四。

　　甘草二两，炙　干姜一两半　附子一枚，生用，去皮，破八片

上三味，以水三升，煮取一升二合，去滓，分温二服。强人可大附子一枚、干姜三两。

若❶胃中虚冷，不能食者，饮水则哕。

脉浮发热，口干鼻燥，能食者则衄。

阳明病，下之，其外有热，手足温，不结胸，心中懊憹，饥不能食，但头汗出者，栀子豉汤主之。十五。用前第十一方。

阳明病，发潮热，大便溏，小便自可，胸胁满不去者，**与小柴胡汤**。方十六。

柴胡半斤　黄芩三两　人参三两　半夏半升，洗　甘草三两，炙　生姜三两，切　大枣十二枚，擘

上七味，以水一斗二升，煮取六升，去滓，再煎取三升。温服一升，日三服。

阳明病，胁下鞕满，不大便而呕，舌上白胎者，可与小柴胡汤，上焦得通，津液得下，胃气因和，身濈然汗出而解。十七。用上方。

阳明中风，脉弦浮大而短气，腹都满，胁下及心痛，久按之气不通，鼻干不得汗，嗜卧，一身及目悉黄，小便难，有潮热，时时哕，耳前后肿，刺之小差，外不解，病过十日，脉续浮者，与小柴胡汤。十八。用上方。

❶ 若:《脉经》卷七"若"上有"阳明病"三字。

脉但浮，无余证者，与麻黄汤。若不尿，腹满加哕者，不治。**麻黄汤**。方十九。

麻黄三两，去节　桂枝二两，去皮　甘草一两，炙　杏仁七十个，去皮尖

上四味，以水九升，煮麻黄，减二升，去白沫，内诸药，煮取二升半，去滓。温服八合，覆取微似汗。

阳明病，自汗出，若发汗，小便自利者，此为津液内竭，虽鞕不可攻之，当须自欲大便，宜蜜煎导而通之。若土瓜根及大猪胆汁，皆可为导。二十。

蜜煎方

食蜜七合

上一味，于铜器内，微火煎，当须凝如饴状，搅之勿令焦著，欲可丸，并手捻作挺，令头锐，大如指，长二寸许。当热时急作，冷则鞕。以内谷道中，以手急抱，欲大便时乃去之。疑非仲景意，已试甚良 ❶。

又大猪胆一枚，泻汁，和少许法醋，以灌谷道内，如一食顷，当大便出宿食恶物，甚效。

阳明病，脉迟，汗出多，微恶寒者，表未解也，可发汗，**宜桂枝汤**。二十一。

桂枝三两，去皮　芍药三两　生姜三两　甘草二两，炙

---

❶ 疑非仲景意已试甚良：《玉函》卷八、《千金翼方》卷九均无此九字。

大枣十二枚，擘

上五味，以水七升，煮取三升，去滓，温服一升，须臾，啜热稀粥一升，以助药力取汗。

阳明病，脉浮，无汗而喘者，发汗则愈，宜麻黄汤。二十二。用前第十九方。

阳明病，发热汗出者，此为热越，不能发黄也。但头汗出，身无汗，剂❶颈而还，小便不利，渴引水浆者，此为瘀热在里，身必发黄，**茵陈蒿汤**主之。方二十三。

茵蔯蒿六两　栀子十四枚，擘　大黄二两，去皮

上三味，以水一斗二升，先煮茵蔯减六升，内二味，煮取三升，去滓，分❷三服。小便当利，尿如皂荚汁状，色正赤，一宿腹减，黄从小便去也。

阳明证，其人喜忘者，必有蓄血。所以然者，本有久瘀血，故令喜忘。屎虽鞕，大便反易，其色必黑者，宜**抵当汤**下之。方二十四。

水蛭熬　虻虫去翅足，熬。各三十个　大黄三两，酒洗
桃仁二十个，去皮尖及两人者

上四味，以水五升，煮取三升，去滓，温服一升，不下更服。

---

❶ 剂：《说文》："剂，齐也。"《玉函》卷三、《脉经》卷七、《千金翼方》卷九均作"齐"。
❷ 分：《玉函》卷三"分"下有"温"字。

阳明病，下之，心中懊憹而烦，胃中有燥屎者，可攻。腹微满，初头鞕，后必溏，不可攻之。若有燥屎者，宜大承气汤。二十五。用前第二方。

病人不大便五六日，绕脐痛，烦躁，发作有时者，此有燥屎，故使不大便也。

病人烦热，汗出则解，又如疟状，日晡所发热者，属阳明也。脉实者，宜下之；脉浮虚者，宜发汗。下之与大承气汤，发汗宜桂枝汤。二十六。大承气汤用前第二方。桂枝汤用前第二十一方。

大下后，六七日不大便，烦不解，腹满痛者，此有燥屎也。所以然者，本有宿食故也，宜大承气汤。二十七。用前第二方。

病人小便不利，大便乍难乍易，时有微热，喘冒 ❶ 一作怫郁。不能卧者，有燥屎也，宜大承气汤。二十八。用前第二方。

食谷欲呕，属阳明也，吴茱萸汤主之。得汤反剧者，属上焦也。**吴茱萸汤**。方二十九。

吴茱萸一升，洗　人参三两　生姜六两，切　大枣十二枚，擘

上四味，以水七升，煮取二升，去滓，温服七合，日

---

❶ 喘冒：《千金翼方》卷九作“怫郁”。

三服。

太阳病，寸缓关浮尺弱，其人发热汗出，复恶寒，不呕，但心下痞者，此以医下之也。如其不下者，病人不恶寒而渴者，此转属阳明也。小便数者，大便必鞕，不更衣十日，无所苦也。渴欲饮水，少少与之，但以法救之。渴者，宜**五苓散**。方三十。

猪苓去皮　白术　茯苓各十八铢　泽泻一两六铢　桂枝半两，去皮

上五味，为散，白饮和服方寸匕，日三服。

脉阳微而汗出少者，为自和一作如也，汗出多者，为太过。阳脉实，因发其汗，出多者，亦为太过。太过者，为阳绝于里，亡津液，大便因鞕也。

脉浮而芤，浮为阳，芤为阴，浮芤相搏，胃气生热，其阳则绝。

趺阳脉浮而涩，浮则胃气强，涩则小便数，浮涩相搏，大便则鞕，其脾为约，**麻子仁丸**主之。方三十一。

麻子仁二升　芍药半斤　枳实半斤，炙　大黄一斤，去皮　厚朴一尺，炙，去皮　杏仁一升，去皮尖，熬，别作脂

上六味，蜜和丸如梧桐子大，饮服十丸，日三服，渐加，以知为度。

太阳病三日，发汗不解，蒸蒸发热者，属胃也，调胃承气汤主之。三十二。用前第一方。

伤寒吐后，腹胀满者，与调胃承气汤。三十三。用前第一方。

太阳病，若吐若下若发汗后，微烦，小便数，大便因鞕者，与小承气汤和之愈。三十四。用前第二方。

得病二三日，脉弱，无太阳、柴胡证，烦躁，心下鞕。至四五日，虽能食，以小承气汤，少少与，微和之，令小安，至六日，与承气汤一升。若不大便六七日，小便少者，虽不受食，一云：不大便。但初头鞕，后必溏，未定成鞕，攻之必溏；须小便利，屎定鞕，乃可攻之，宜大承气汤。三十五。用前第二方。

伤寒六七日，目中不了了，睛不和，无表里证，大便难，身微热者，此为实也，急下之，宜大承气汤。三十六。用前第二方。

阳明病，发热汗多者，急下之，宜大承气汤❶。三十七。用前第二方。一云：大柴胡汤。

发汗不解，腹满痛者，急下之，宜大承气汤。三十八。用前第二方。

腹满不减，减不足言，当下之，宜大承气汤。三十九。用前第二方。

阳明少阳合病，必下利，其脉不负者，为顺也。负

---

❶ 宜大承气汤：《脉经》卷七作"属大柴胡汤"。

者，失也，互相克贼，名为负也。脉滑而数者，有宿食也，当下之，宜大承气汤。四十。用前第二方。

病人无表里证，发热七八日，虽脉浮数者，可下之。假令已下，脉数不解，合热则消谷喜饥，至六七日不大便者，有瘀血，宜抵当汤。四十一。用前第二十四方。

若脉数不解，而下不止，必协热便脓血也。

伤寒发汗已，身目为黄，所以然者，以寒湿—作温。在里不解故也。以为不可下也，于寒湿中求之。

伤寒七八日，身黄如橘子色，小便不利，腹微满者，茵陈蒿汤主之。四十二。用前第二十三方。

伤寒身黄发热。**栀子柏皮汤**主之。方四十三。

肥栀子十五个，擘　甘草一两，炙　黄柏二两

上三味，以水四升，煮取一升半，去滓，分温再服。

伤寒瘀热在里，身必黄，**麻黄连轺❶赤小豆汤**主之。方四十四。

麻黄二两，去节　连轺二两，连翘根是　杏仁四十个，去皮尖　赤小豆一升　大枣十二枚，擘　生梓白皮切，一升　生姜二两，切　甘草二两，炙

上八味，以潦水一斗，先煮麻黄再沸，去上沫，内诸药，煮取三升，去滓，分温三服，半日服尽。

---

❶ 轺（yáo 摇）:《千金翼方》卷九作"翘"。

辨少阳病脉证并治第九（263～272条）

方一首　并见三阳合病法

少阳之为病，口苦，咽干，目眩也。

少阳中风，两耳无所闻，目赤，胸中满而烦者，不可吐下，吐下则悸而惊。

伤寒，脉弦细，头痛发热者，属少阳。少阳不可发汗，发汗则谵（谵）语，此属胃。胃和则愈，胃不和，烦而悸。一云：躁。

本太阳病不解，转入少阳者，胁下鞕满，干呕不能食，往来寒热，尚未吐下，脉沉紧者，与**小柴胡汤**。方一。

柴胡八两　人参三两　黄芩三两　甘草三两，炙　半夏半升，洗　生姜三两，切　大枣十二枚，擘

上七味，以水一斗二升，煮取六升，去滓，再煎取三升。温服一升，日三服。

若已吐下、发汗、温针、谵（谵）语，柴胡汤证罢，此为坏病，知犯何逆，以法治之。

三阳合病，脉浮大，上关上，但欲眠睡，目合则汗。

伤寒六七日，无大热，其人躁烦者，此为阳去入阴故也。

伤寒三日，三阳为尽，三阴当受邪，其人反能食而不

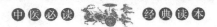

呕，此为三阴不受邪也。

　　伤寒三日，少阳脉小者，欲已也。

　　少阳病欲解时，从寅至辰上。

辨太阴病脉证并治第十（273～280条）

合三法　方三首

太阴之为病，腹满而吐，食不下，自利❶益甚，时腹自痛。若下之，必❷胸下结鞕。

太阴中风，四肢烦疼，阳微阴涩而长者，为欲愈。

太阴病，欲解时，从亥至丑上。

太阴病，脉浮者，可发汗，宜**桂枝汤**。方一。

桂枝三两，去皮　芍药三两　甘草二两，炙　生姜三两，切　大枣十二枚，擘

上五味，以水七升，煮取三升，去滓，温服一升。须臾，啜热稀粥一升，以助药力，温覆取汗。

自利不渴者，属太阴，以其脏有寒故也，当温之，宜

---

❶ 自利：《脉经》卷七、《千金翼方》卷十、《圣惠方》卷八均作"下之"。

❷ 若下之必：《脉经》卷七、《千金翼方》卷十、《圣惠方》卷八均无此四字。

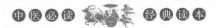

服四逆辈。二。

伤寒脉浮而缓，手足自温者，系在太阴；太阴当发身黄，若小便自利者，不能发黄；至七八日，虽暴烦下利，日十余行，必自止❶，以脾家实，腐秽当去故也。

本太阳病，医反下之，因尔腹满时痛者，属太阴也，桂枝加芍药汤主之；大实痛者，桂枝加大黄汤主之。三。

桂枝加芍药汤方

桂枝三两，去皮　芍药六两　甘草二两，炙　大枣十二枚，擘　生姜三两，切

上五味，以水七升，煮取三升，去滓，温分三服。本云：桂枝汤，今加芍药。

桂枝加大黄汤方

桂枝三两，去皮　大黄二两　芍药六两　生姜三两，切　甘草二两，炙　大枣十二枚，擘

上六味，以水七升，煮取三升，去滓，温服一升，日三服。

太阴为病，脉弱，其人续自便利，设当行大黄芍药者，宜减之，以其人胃气弱，易动故也。下利者，先煎芍药三沸。

---

❶ 止：《玉函》卷四"止"下有"所以然者"四字。

辨少阴病脉证并治第十一（281～325 条）

合二十三法　方一十九首

少阴之为病，脉微细，但欲寐也。

少阴病，欲吐不吐，心烦，但欲寐。五六日自利而渴者，属少阴也，虚故引水自救，若小便色白者，少阴病形悉具，小便白者❶，以下焦虚有寒，不能制水❷，故令色白也。

病人脉阴阳俱紧，反汗出者，亡阳也，此属少阴，法当咽痛而复吐利。

少阴病，咳而下利谵（谵）语者，被火气劫故也，小便必难，以强责少阴汗也。

少阴病，脉细沉数，病为在里，不可发汗。

少阴病，脉微，不可发汗，亡❸阳故也；阳已虚，尺脉弱涩者，复不可下之。

少阴病，脉紧，至七八日，自下利，脉暴微，手足反温，脉紧反去者，为欲解也，虽烦下利，必自愈。

少阴病，下利，若利自止，恶寒而蜷卧，手足温者，可治。

少阴病，恶寒而蜷，时自烦，欲去衣被者，可治。

---

❶ 小便白者：《玉函》卷四作"所以然者"。义胜。

❷ 水：《千金翼方》卷十作"溲"。

❸ 亡：通"无"。《脉经》卷七、《千金翼方》卷十并作"无"。

少阴中风，脉阳微阴浮者，为欲愈。

少阴病，欲解时，从子至寅上。

少阴病，吐利，手足不逆冷，反发热者，不死。脉不至者，至一作足。灸少阴七壮。

少阴病，八九日，一身手足尽热者，以热在膀胱，必便血也。

少阴病，但厥无汗，而强发之，必动其血，未知从何道出，或从口鼻，或从目出者，是名下厥上竭，为难治。

少阴病，恶寒，身蜷而利，手足逆冷者，不治。

少阴病，吐利躁烦，四逆者死。

少阴病，下利止而头眩，时时自冒者死。

少阴病，四逆，恶寒而身蜷，脉不至，不烦而躁者死。一作吐利而躁逆者死。

少阴病，六七日，息高者死。

少阴病，脉微细沉，但欲卧，汗出不烦，自欲吐，至五六日自利，复烦躁，不得卧寐者死。

少阴病，始得之，反发热，脉沉者，**麻黄细辛附子汤**❶主之。方一。

麻黄二两，去节　细辛二两　附子一枚，炮，去皮，破八片

上三味，以水一斗，先煮麻黄，减二升，去上沫，内

---

❶ 麻黄细辛附子汤：《玉函》卷四作"麻黄附子细辛汤"。

诸药，煮取三升，去滓，温服一升，日三服。

少阴病，得之二三日，**麻黄附子甘草汤**微发汗。以二三日无❶证，故微发汗也。方二。

麻黄二两，去节　甘草二两，炙　附子一枚，炮，去皮，破八片

上三味，以水七升，先煮麻黄一两沸，去上沫，内诸药，煮取三升，去滓，温服一升，日三服。

少阴病，得之二三日以上，心中烦，不得卧，**黄连阿胶汤**主之。方三。

黄连四两　黄芩二两　芍药二两　鸡子黄二枚　阿胶三两。一云：三挺。

上五味，以水六升，先煮三物，取二升，去滓，内胶烊尽，小冷，内鸡子黄，搅令相得，温服七合，日三服。

少阴病，得之一二日，口中和，其背恶寒者，当灸之，**附子汤**主之。方四。

附子二枚，炮，去皮，破八片　茯苓三两　人参二两　白术四两　芍药三两

上五味，以水八升，煮取三升，去滓，温服一升，日三服。

少阴病，身体痛，手足寒，骨节痛，脉沉者，附子汤

---

❶ 无：《玉函》卷四"无"下有"里"字。

主之。五。用前第四方。

少阴病，下利便脓血者，**桃花汤**主之。方六。

赤石脂一斤，一半全用，一半筛末　干姜一两　粳米一升

上三味，以水七升，煮米令熟，去滓，温服七合，内赤石脂末方寸匕，日三服。若一服愈，余勿服。

少阴病，二三日至四五日，腹痛，小便不利，下利不止，便脓血者，桃花汤主之。七。用前第六方。

少阴病，下利便脓血者，可刺。

少阴病，吐利，手足逆冷，烦躁欲死者，**吴茱萸汤**主之。方八。

吴茱萸一升　人参二两　生姜六两，切　大枣十二枚，擘

上四味，以水七升，煮取二升，去滓，温服七合，日三服。

少阴病，下利，咽痛，胸满，心烦，**猪肤汤**主之。方九。

猪肤一斤

上一味，以水一斗，煮取五升，去滓，加白蜜一升，白粉五合，熬香，和令相得，温分六服。

少阴病，二三日，咽痛者，可与甘草汤，不差，与桔梗汤。十。

甘草汤方

甘草二两

上一味，以水三升，煮取一升半，去滓，温服七合，日二服。

桔梗汤方

桔梗一两　甘草二两

上二味，以水三升，煮取一升，去滓，温分❶再服。

少阴病，咽中伤，生疮，不能语言，声不出者，**苦酒汤**主之。方十一。

半夏洗，破如枣核十四枚　鸡子一枚，去黄，内上苦酒，著鸡子壳中

上二味，内半夏，著苦酒中，以鸡子壳置刀环中，安火上，令三沸，去滓，少少含咽之，不差，更作三剂。

少阴病，咽中痛，**半夏散及汤**主之。方十二。

半夏洗　桂枝去皮　甘草炙

上三味，等分。各别捣筛已，合治之，白饮和服方寸匕，日三服。若不能散服者，以水一升，煎七沸，内散两方寸匕，更煮三沸，下火，令小冷，少少咽之。半夏有毒，不当散服。

少阴病，下利，**白通汤**主之。方十三。

葱白四茎　干姜一两　附子一枚，生，去皮，破八片

上三味，以水三升，煮取一升，去滓，分温再服。

---

❶ 温分:《玉函》卷八、《千金翼方》卷十并作"分温"。

少阴病，下利脉微者，与白通汤。利不止，厥逆无脉，干呕烦者，白通加猪胆汁汤主之。服汤脉暴出者死，微续者生。**白通加猪胆汤**。方十四。白通汤用上方。

葱白四茎　干姜一两　附子一枚，生，去皮，破八片　人尿五合　猪胆汁一合

上五味，以水三升，煮取一升，去滓，内胆汁、人尿，和令相得，分温再服。若无胆，亦可用。

少阴病，二三日不已，至四五日，腹痛，小便不利，四肢沉重疼痛，自下利者，此为有水气。其人或咳，或小便利，或下利，或呕者，**真武汤**主之。方十五。

茯苓三两　芍药三两　白术二两　生姜三两，切　附子一枚，炮，去皮，破八片

上五味，以水八升，煮取三升，去滓，温服七合，日三服。若咳者，加五味子半升、细辛一两、干姜一两；若小便利者，去茯苓；若下利者，去芍药，加干姜二两；若呕者，去附子，加生姜，足前为半斤。

少阴病，下利清谷，里寒外热，手足厥逆，脉微欲绝，身反不恶寒，其人面色赤，或腹痛，或干呕，或咽痛，或利止脉不出者，**通脉四逆汤**主之。方十六。

甘草二两，炙　附子大者一枚，生用，去皮，破八片　干姜三两，强人可四两

上三味，以水三升，煮取一升二合，去滓，分温再

服，其脉即出者愈。面色赤者，加葱九茎；腹中痛者，去葱❶，加芍药二两；呕者，加生姜二两；咽痛者，去芍药❷，加桔梗一两；利止脉不出者，去桔梗❸，加人参二两。病皆与方相应者，乃服之❹。

少阴病，四逆，其人或咳，或悸，或小便不利，或腹中痛，或泄利下重者，**四逆散**主之。方十七。

甘草炙　枳实破，水渍，炙干　柴胡　芍药

上四味，各十分，捣筛，白饮和服方寸匕，日三服。咳者，加五味子、干姜各五分，并主下利；悸者，加桂枝五分；小便不利者，加茯苓五分；腹中痛者，加附子一枚，炮令坼；泄利下重者，先以水五升，煮薤白三升，煮取三升，去滓，以散三方寸匕内汤中，煮取一升半，分温再服。

少阴病，下利六七日，咳而呕渴，心烦不得眠者，**猪苓汤**主之。方十八。

猪苓去皮　茯苓　阿胶　泽泻　滑石各一两

上五味，以水四升，先煮四物，取二升，去滓，内阿胶烊尽，温服七合，日三服。

少阴病，得之二三日，口燥咽干者，急下之，宜**大承**

---

❶ 去葱：《玉函》卷八无此二字。

❷ 去芍药：《玉函》卷八无此三字。

❸ 去桔梗：《玉函》卷八无此三字。

❹ 病皆与方相应者乃服之：《玉函》卷八无此十字。

气汤。方十九。

枳实五枚，炙　　厚朴半斤，去皮，炙　　大黄四两，酒洗

芒消三合

上四味，以水一斗，先煮二味，取五升，去滓，内大黄，更煮取二升，去滓，内芒消，更上火令一两沸，分温再服。一服得利，止后服。

少阴病，自❶利清水，色纯青，心下必痛，口干燥者，可❷下之，宜**大承气汤**❸。二十。用前第十九方。一法用大柴胡汤。

少阴病，六七日，腹胀❹不大便者，急下之，宜大❺承气汤。二十一。用前第十九方。

少阴病，脉沉者，急温之，宜**四逆汤**。方二十二。

甘草二两，炙　　干姜一两半　　附子一枚，生用，去皮，破八片

上三味，以水三升，煮取一升二合，去滓，分温再服。强人可大附子一枚、干姜三两。

少阴病，饮食入口则吐，心中嗢嗢❻欲吐，复不能吐。

---

❶ 自：《玉函》卷四、《脉经》卷七并作"下"。
❷ 可：《玉函》卷四作"急"。
❸ 宜大承气汤：《脉经》卷七作"属大柴胡汤、承气汤证"。
❹ 胀：《脉经》卷七、《千金翼方》卷十并作"满"。
❺ 大：《千金翼方》卷十无。
❻ 嗢嗢：原作"温温"，据《玉函》卷四改。嗢嗢，反胃欲呕的声音。《千金要方》卷九作"愠愠"。

始得之，手足寒，脉弦迟者，此胸中实，不可下也，当吐之。若膈上有寒饮，干呕者，不可吐也，当温之，宜四逆汤。二十三。方依上法。

少阴病，下利，脉微涩，呕而汗出，必数更衣，反少者，当温其上，灸之。《脉经》云：灸厥阴可五十壮。

辨厥阴病脉证并治第十二（326～381条）

厥利呕哕附　合一十九法　方一十六首

厥阴之为病，消渴，气上撞心，心中疼热，饥而不欲食，食则吐蛔，下之利不止。

厥阴中风，脉微浮为欲愈，不浮为未愈。

厥阴病，欲解时，从丑至卯上。

厥阴病，渴欲饮水者，少少与之愈。

诸四逆厥者，不可下之，虚家亦然。

伤寒，先厥，后发热而利者，必自止，见厥复利。

伤寒，始发热六日，厥反九日而利。凡厥利者，当不能食，今反能食者，恐为除中。一云：消中。食以索饼，不发热者，知胃气尚在，必愈，恐暴热来出而复去也。后日❶脉之，其热续在者，期之旦日夜半愈。所以然者，本发热六日，厥反九日，复发热三日，并前六日，亦为九日，与厥相应，故期之旦日夜半愈。后三日脉之，而脉

---

❶ 日：《玉函》卷四"日"前有"三"字。

数，其热不罢者，此为热气有余，必发痈脓也。

伤寒脉迟六七日，而反与黄芩汤彻其热。脉迟为寒，今与黄芩汤，复除其热，腹中应冷，当不能食，今反能食，此名除中，必死。

伤寒先厥后发热，下利必自止，而反汗出，咽中痛者，其喉为痹。发热无汗，而利必自止，若不止，必便脓血，便脓血者，其喉不痹。

伤寒一二日至四五日，厥者必发热，前热者后必厥，厥深者热亦深，厥微者热亦微。厥应下之，而反发汗者，必口伤烂赤。

伤寒病，厥五日，热亦五日，设六日当复厥，不厥者自愈。厥终不过五日，以热五日，故知自愈。

凡厥者，阴阳气不相顺接，便为厥。厥者，手足逆冷者是也。

伤寒脉微而厥，至七八日肤冷，其人躁无暂安时者，此为脏厥，非蛔厥也。蛔厥者，其人当吐蛔。令病者静，而复时烦者，此为脏寒，蛔上入其膈，故烦，须臾复止，得食而呕，又烦者，蛔闻食臭出，其人常自吐蛔。蛔厥者，**乌梅丸**主之。又主久利。方一。

乌梅三百枚　细辛六两　干姜十两　黄连十六两　当归四两　附子六两，炮，去皮　蜀椒四两，出汗　桂枝去皮，六两　人参六两　黄柏六两上十味，异捣筛，合治之，以苦酒渍乌梅一宿，去核，蒸之五斗❶米下，饭熟捣成泥，和药令相得，内白中，与蜜杵二千下，丸如梧桐子大，先食饮服十丸，日三服，稍加至二十丸。禁生冷、滑物、臭食等。

伤寒热少微厥❷，指一作稍头寒，嘿嘿不欲食，烦躁，数日小便利，色白者，此热除也，欲得食，其病为愈。若厥而呕，胸胁烦满者，其后必便血。

病者手足厥冷，言我不结胸，小腹满，按之痛者，此冷结在膀胱关元也。

伤寒发热四日，厥反三日，复热四日，厥少热多者，其病当愈。四日至七日，热不除者，必便脓血。

伤寒厥四日，热反三日，复厥五日，其病为进。寒多热少，阳气退，故为进也。

伤寒六七日，脉微，手足厥冷，烦躁，灸厥阴，厥不还者，死。

伤寒发热❸，下利厥逆，躁不得卧者，死。

伤寒发热，下利至甚❹，厥不止者，死。

伤寒六七日，不利，便❺发热而利，其人汗出不止者，

❶ 斗：《玉函》卷八作"升"。
❷ 微厥：《玉函》卷四作"厥微"。
❸ 发热：《千金翼方》卷十无此二字。
❹ 甚：《千金翼方》卷十无。
❺ 不利便：不利，《玉函》卷四作"不便利"。便：《玉函》卷四作"忽"。

死。有阴无阳故也。

伤寒五六日，不结胸，腹濡，脉虚复厥者，不可下，此亡血，下之死。

发热而厥，七日下利者，为难治。

伤寒脉促，手足厥逆，可灸之。促，一作纵。

伤寒脉滑而厥者，里有热，**白虎汤**主之。方二。

知母六两　石膏一斤，碎，绵裹　甘草二两，炙　粳米六合

上四味，以水一斗，煮米熟汤成，去滓，温服一升，日三服。

手足厥寒，脉细欲绝者，**当归四逆汤**主之。方三。

当归三两　桂枝三两，去皮　芍药三两　细辛三两　甘草二两，炙　通草二两　大枣二十五枚，擘。一法，十二枚

上七味，以水八升，煮取三升，去滓，温服一升，日三服。

若其人内有久寒者，宜**当归四逆加吴茱萸生姜汤**。方四。

当归三两　芍药三两　甘草二两，炙　通草二两　桂枝三两，去皮　细辛三两　生姜半斤，切　吴茱萸二升❶　大枣二十五枚，擘

---

❶ 升：《玉函》卷八作"两"。

上九味，以水六升，清酒六升和，煮取五升，去滓，温分五服。一方，水酒各四升。

大汗出，热不去，内❶拘急，四肢疼，又❷下利厥逆而恶寒者，**四逆汤**主之。方五。

甘草二两，炙　干姜一两半　附子一枚，生用，去皮，破八片

上三味，以水三升，煮取一升二合，去滓，分温再服。若强人可用大附子一枚，干姜三两。

大汗，若大下利，而厥冷者，四逆汤主之。六。用前第五方。

病人手足厥冷，脉乍紧者，邪结在胸中，心下满而烦，饥不能食者，病在胸中，当须吐之，宜**瓜蒂散**。方七。

瓜蒂　赤小豆

上二味，各等分，异捣筛，合内臼中，更治之，别以香豉一合，用热汤七合，煮作稀糜，去滓，取汁，和散一钱匕，温顿服之。不吐者，少少加，得快吐乃止。诸亡血虚家，不可与瓜蒂散。

伤寒厥而心下悸，宜先治水，当服茯苓甘草汤，却治其厥。不尔，水渍入胃，必作利也。**茯苓甘草汤**。方八。

❶ 内：《千金翼方》卷十无。
❷ 又：《千金翼方》卷十作"若"。

茯苓二两　甘草一两，炙　生姜三两，切　桂枝二两，去皮

上四味，以水四升，煮取二升，去滓，分温三服。

伤寒六七日，大下后，寸❶脉沉而迟，手足厥逆，下部脉不至，喉咽❷不利，唾脓血，泄利不止者，为难治，**麻黄升麻汤**主之。方九。

麻黄二两半，去节　升麻一两一分❸　当归一两一分❹　知母十八铢　黄芩十八铢　葳蕤十八铢。一作菖蒲　芍药六铢　天门冬❺六铢，去心　桂枝六铢，去皮　茯苓六铢　甘草六铢，炙　石膏六铢，碎，绵裹　白术六铢　干姜六铢

上十四味，以水一斗，先煮麻黄一两沸，去上沫，内诸药，煮取三升，去滓，分温三服。相去如炊三斗米顷令尽，汗出愈。

伤寒四五日，腹中痛，若转气下趣少腹者，此欲自利也。

伤寒本自寒下，医复吐下之，寒格更逆吐下，若食入口即吐，**干姜黄芩黄连人参汤**主之。方十。

干姜　黄芩　黄连　人参各三两

---

❶ 寸：《千金翼方》卷十，《脉经》卷七无。
❷ 喉咽：《玉函》卷四、《千金翼方》卷十并作"咽喉"。
❸ 一分：《玉函》卷七、《千金翼方》卷十并作"六铢"。
❹ 一分：《玉函》卷七、《千金翼方》卷十并作"六铢"。
❺ 天门冬：《玉函》卷七、《千金翼方》卷十并作"麦门冬"。

上四味，以水六升，煮取二升，去滓，分温再服。

下利，有微热而渴，脉弱者，今**❶**自愈。

下利，脉数，有微热汗出，今**❷**自愈，设复紧为未解。

一云：设脉浮复紧。

下利，手足厥冷，无脉者，灸之不温，若脉不还，反微喘者，死。少阴负趺阳者，为顺也。

下利，寸脉反浮数，尺中自涩者，必清脓血。

下利清谷，不可攻表，汗出必胀满。

下利，脉沉弦者，下重也；脉大者，为未止；脉微弱数者，为欲自止，虽发热，不死。

下利，脉沉而迟，其人面少赤，身有微热，下利清谷者，必郁冒汗出而解，病人必微厥。所以然者，其面戴阳，下虚故也。

下利，脉数而渴者，今自愈。设不差，必清脓血，以有热故也。

下利后脉绝，手足厥冷，晬时脉还，手足温者生，脉不还者死。

伤寒下利，日十余行，脉反实者死。

下利清谷，里寒外热，汗出而厥者，**通脉四逆汤**主之。方十一。

---

❶ 今：《玉函》卷四、《千金翼方》卷十均无。
❷ 今：《玉函》卷四、《千金翼方》卷十均无。

甘草二两，炙　附子大者一枚，生，去皮，破八片　干姜三两，强人可四两

上三味，以水三升，煮取一升二合，去滓，分温再服，其脉即出者愈。

热利下重者，**白头翁汤**主之。方十二。

白头翁二两　黄柏三两　黄连三两　秦皮三两

上四味，以水七升，煮取二升，去滓，温服一升，不愈，更服一升。

下利腹胀满，身体疼痛者，先温其里，乃攻其表，温里宜四逆汤，攻表宜桂枝汤。十三。四逆汤，用前第五方。

桂枝汤方

桂枝三两，去皮　芍药三两　甘草二两，炙　生姜三两，切　大枣十二枚，擘

上五味，以水七升，煮取三升，去滓，温服一升，须臾，歠热稀粥一升，以助药力。

下利欲饮水者，以有热故也，白头翁汤主之。十四。用前第十二方。

下利谵（谵）语者，有燥屎也，**宜小承气汤**。方十五。

大黄四两，酒洗　枳实三枚，炙　厚朴二两，去皮，炙

上三味，以水四升，煮取一升二合，去滓，分二服。初一服谵（谵）语止，若更衣者，停后服。不尔尽服之。

下利后更烦，按之心下濡者，为虚烦也，宜**栀子豉**

汤。方十六。

肥栀子十四个，擘　香豉四合，绵裹

上二味，以水四升，先煮栀子，取二升半，内豉，更煮取一升半，去滓，分再服。一服得吐，止后服。

呕家有痈脓者，不可治呕，脓尽自愈。

呕而脉弱，小便复利，身有微热，见厥者难治，四逆汤主之。十七。用前第五方。

干呕，吐涎沫，头痛者，**吴茱萸汤**主之。方十八。

吴茱萸一升，汤洗七遍　人参三两　大枣十二枚，擘　生姜六两，切

上四味，以水七升，煮取二升，去滓，温服七合，日三服。

呕而发热者，**小柴胡汤**主之。方十九。

柴胡八两　黄芩三两　人参三两　甘草三两，炙　生姜三两，切　半夏半升，洗　大枣十二枚，擘

上七味，以水一斗二升，煮取六升，去滓，更煎取三升，温服一升，日三服。

伤寒大吐大下之，极虚，复极汗者，其人外气怫郁，复与之水，以发其汗，因得哕，所以然者，胃中寒冷故也。

伤寒哕而腹满，视其前后，知何部不利，利之即愈。

辨霍乱病脉证并治第十三（382～391条）

合六法　方六首

问曰：病有霍乱者何？答曰：呕吐而利，此名霍乱。

问曰：病发热头痛，身疼恶寒，吐利者，此属何病？

答曰：此名霍乱。霍乱自吐下，又利止，复更发热也。

伤寒，其脉微涩者，本是霍乱，今是伤寒，却四五日，至阴经上，转入阴，必利，本呕下利者，不可治也。欲似大便，而反失气，仍不利者，此属阳明也，便必鞕，十三日愈，所以然者，经尽故也。下利后当便鞕，鞕则能食者愈，今反不能食，到后经中，颇能食，复过一经能食，过之一日当愈，不愈者，不属阳明也。

恶寒脉微一作缓。而复利，利止亡血也，**四逆加人参汤**主之。方一。

甘草二两，炙　附子一枚，生，去皮，破八片　干姜一两半

人参一两

上四味，以水三升，煮取一升二合，去滓，分温再服。

霍乱，头痛发热，身疼痛，热多欲饮水者，五苓散主之；寒多不用水者，理中丸主之。二。

五苓散方

猪苓去皮　白术　茯苓各十八铢　桂枝半两，去皮　泽泻一两六铢

上五味，为散，更治之，白饮和服方寸匕，日三服，多饮暖水，汗出愈。

理中丸❶ 方下有作汤加减法。

人参　干姜　甘草炙　白术各三两

上四味，捣筛，蜜和为丸，如鸡子黄许大。以沸汤数合，和一丸，研碎，温服之，日三四❷，夜二服。腹中未热，益至三四丸，然不及汤。汤法，以四物依两数切，用水八升，煮取三升，去滓，温服一升，日三服。若脐上筑者，肾气动也，去术，加桂四两；吐多者，去术，加生姜三两；下多者，还用术；悸者，加茯苓二两；渴欲得水者，加术，足前成四两半；腹中痛者，加人参，足前成四两半；寒者，加干姜，足前成四两半；腹满者，去术，加

---

❶ 丸:《玉函》卷四、《千金翼方》卷十并作"汤"。
❷ 四:《玉函》卷八作"三服"。

附子一枚。服汤后如食顷，饮热粥一升许，微自温，勿发揭衣被。

吐利止，而身痛不休者，当消息和解其外，宜**桂枝汤**小和之。方三。

桂枝三两，去皮　芍药三两　生姜三两　甘草二两，炙
大枣十二枚，擘

上五味，以水七升，煮取三升，去滓，温服一升。

吐利汗出，发热恶寒，四肢拘急，手足厥冷者，**四逆汤**主之。方四。

甘草二两，炙　干姜一两半　附子一枚，生，去皮，破八片

上三味，以水三升，煮取一升二合，去滓，分温再服。强人可大附子一枚，干姜三两。

既吐且利，小便复利，而大汗出，下利清谷，内寒外热，脉微欲绝者，四逆汤主之。五。用前第四方。

吐已下断，汗出而厥，四肢拘急不解，脉微欲绝者，**通脉四逆加猪胆汤**主之。方六。

甘草二两，炙　干姜三两，强人可四两　附子大者一枚，生，去皮，破八片　猪胆汁半合

上四味，以水三升，煮取一升二合，去滓，内猪胆汁，分温再服，其脉即来。无猪胆，以羊胆代之。

吐利发汗，脉平，小烦者，以新虚不胜谷气故也。

辨阴阳易差后劳复病脉证并治第十四
（392～398条）

合六法　方六首

伤寒阴❶易之为病，其人身体重，少气，少腹里急，或引阴中拘挛，热上冲胸，头重不欲举，眼中生花，花一作眵。膝胫拘急者，**烧裈散**主之。方一。

妇人中裈，近隐处，取烧作灰。

上一味，水服方寸匕，日三服，小便即利，阴头微肿，此为愈矣。妇人病，取男子裈烧服。

大病差后，劳复者，**枳实栀子豉汤**主之。方二。

枳实三枚，炙　栀子十四个，擘　豉一升，绵裹

上三味，以清浆水❷七升，空煮取四升，内枳实、栀子，煮取二升，下豉，更煮五六沸，去滓，温分再服，覆令微似汗。若有宿食者，内大黄如博棋子五六枚，服之愈。

伤寒差以后，更发热，**小柴胡汤**主之。脉浮者，以汗解之；脉沉实一作紧。者，以下解之。方三。

柴胡八两　人参二两　黄芩二两　甘草二两，炙　生姜二两　半夏半升，洗　大枣十二枚，擘

上七味，以水一斗二升，煮取六升，去滓，再煎取三

---

❶ 阴:《玉函》卷四"阴"后有"阳"字。
❷ 清浆水:《千金翼方》卷十作"酢浆"。

升，温服一升，日三服。

大病差后，从腰以下有水气者，**牡蛎泽泻散**主之。方四。

牡蛎熬　泽泻　蜀漆暖水洗，去腥　葶苈子熬　商陆根熬　海藻洗，去咸　栝楼根各等分

上七味，异捣，下筛为散，更于臼中治之。白饮和服方寸匕，日三服。小便利，止后服。

大病差后，喜唾，久不了了，胸❶上有寒，当以丸药温之，**宜理中丸**。方五。

人参　白术　甘草炙　干姜各三两

上四味，捣筛，蜜和为丸，如鸡子黄许大，以沸汤数合，和一丸，研碎，温服之，日三服。

伤寒解后，虚羸少气，气逆欲吐，**竹叶石膏汤**主之。方六。

竹叶二把　石膏一斤　半夏半升，洗　麦门冬一升，去心　人参二两　甘草二两，炙　粳米半升

上七味，以水一斗，煮取六升，去滓，内粳米，煮米熟，汤成去米，温服一升，日三服。

病人❷脉已解，而日暮微烦，以病新差，人强与谷，脾胃气尚弱，不能消谷，故令微烦，损谷则愈。

---

❶ 胸：《注解伤寒论》卷七作"胃"。
❷ 病人：《玉函》卷四作"伤寒"。

辨不可发汗病脉证并治第十五

一法方本阙

夫以为疾病至急，仓卒寻按，要者难得，故重集诸可与不可方治，比之三阴三阳篇中，此易见也。又时有不止是三阳三阴，出在诸可与不可中也。

少阴病，脉细沉数，病为在里，不可发汗。

脉浮紧者，法当身疼痛，宜以汗解之。假令尺中迟者，不可发汗，何以知然？以荣气不足，血少故也。

少阴病，脉微，不可发汗，亡阳故也。

脉濡而弱，弱反在关，濡反在巅，微反在上，涩反在下。微则阳气不足，涩则无血，阳气反微，中风汗出，而反躁烦，涩则无血，厥而且寒。阳微发汗，躁不得眠。

动气在右，不可发汗，发汗则衄而渴，心苦烦，饮即吐水。

动气在左，不可发汗。发汗则头眩，汗不止，筋惕肉瞤。

动气在上，不可发汗。发汗则气上冲，正在心端。

动气在下，不可发汗。发汗则无汗，心中大烦，骨节苦疼，目运❶恶寒，食则反吐，谷不得前。

---

❶ 运：通"晕"。

咽中闭塞，不可发汗。发汗则吐血，气微❶绝，手足厥冷，欲得蜷卧，不能自温。

诸脉得数动微弱者，不可发汗。发汗则大便难，腹中干，一云：小便难，胞中干。胃躁❷而烦，其形相象，根本异源。

脉濡❸而弱，弱反在关，濡反在巅，弦反在上，微反在下。弦为阳运，微为阴寒，上实下虚，意欲得温。微弦为虚，不可发汗，发汗则寒栗，不能自还。

咳者则剧，数吐涎沫，咽中必干，小便不利，心中饥烦，晬时而发，其形似疟，有寒无热，虚而寒栗，咳而发汗，蜷而苦满，腹中复坚。

厥，脉紧，不可发汗。发汗则声乱，咽嘶舌萎，声不得前。

诸逆发汗，病微者难差，剧者言乱，目眩者死，一云：谵（谵）言目眩，睛乱者死。命将难全。

太阳病，得之八九日，如疟状，发热恶寒，热多寒少，其人不呕，清便续自可，一日二三度发，脉微而恶寒者，此阴阳俱虚，不可更发汗也。

太阳病，发热恶寒，热多寒少，脉微弱者，无阳也，

---

❶ 微：《注解伤寒论》卷七作"欲"。
❷ 躁：《注解伤寒论》卷七作"燥"。躁，通"燥"。《释名》："躁，燥也。"
❸ 濡：《注解伤寒论》卷七作"脉微"。

不可发汗。

咽喉干燥者，不可发汗。

亡血不可发汗，发汗则寒栗而振。

衄家不可发汗，汗出必额上陷，脉急紧，直视不能眴，不得眠。音见上。

汗家不可❶发汗，发汗必恍惚心乱，小便已，阴疼，宜禹余粮丸。一。方本阙。

淋家不可发汗，发汗必便血。

疮家虽身疼痛，不可发汗，汗出则痓（痉）。

下利不可发汗，汗出必胀满。

咳而小便利，若失小便者，不可发汗，汗出则四肢厥逆冷。

伤寒一二日至四五日，厥者必发热，前厥者，后必热；厥深者，热亦深；厥微者，热亦微。厥应下之，而反发汗者，必口伤烂赤。

伤寒脉弦细，头痛发热者，属少阳，少阳不可发汗。

伤寒头痛，翕翕发热，形象中风，常微汗出，自呕者，下之益烦，心懊憹如饥，发汗则致痓（痉），身强难以伸屈。熏之则发黄，不得小便，久则发咳唾。

太阳与少阳并病，头项强痛，或眩冒，时如结胸，心

❶ 不可：本书《辨太阳病脉证并治中》作"重"。

下痞鞕者，不可发汗。

太阳病发汗，因致痓（痉）。

少阴病，咳而不利，谵（谵）语者，此被火气劫故也。小便必难，以强责少阴汗也。

少阴病，但厥无汗，而强发之，必动其血，未知从何道出，或从口鼻，或从目出者，是名下厥上竭，为难治。

辨可发汗病脉证并治第十六

合四十一法　方一十四首

大法，春夏宜发汗。

凡发汗，欲令手足俱周，时出似漐漐然，一时闲许益佳，不可令如水流离。若病不解，当重发汗。汗多者必亡阳，阳虚不得重发汗也。

凡服汤发汗，中病便止，不必尽剂也。

凡云可发汗，无汤者，丸散亦可用，要以汗出为解，然不如汤随证良验。

太阳病，外证未解，脉浮弱者，当以汗解，宜**桂枝汤**。方一。

桂枝三两，去皮　芍药三两　甘草二两，炙　生姜三两，切　大枣十二枚，擘

上五味，以水七升，煮取三升，去滓，温服一升。歠粥，将息如初法。

脉浮而数者，可发汗，属桂枝汤证。二。用前第一方。
一法用麻黄汤。

阳明病，脉迟，汗出多，微恶寒者，表未解也，可发汗，属桂枝汤证。三。用前第一方。

夫病脉浮大，问病者，言但便鞕耳。设利者，为大逆。鞕为实，汗出而解。何以故？脉浮当以汗解。

伤寒，其脉不弦紧而弱，弱者必渴，被火必谵（谵）语，弱者发热脉浮，解之，当汗出愈。

病人烦热，汗出即解，又如疟状，日晡所发热者，属阳明也。脉浮虚者，当发汗，属桂枝汤证。四。用前第一方。

病常自汗出者，此为荣气和，荣气和者，外不谐，以卫气不共荣气谐和故尔。以荣行脉中，卫行脉外，复发其汗，荣卫和则愈，属桂枝汤证。五。用前第一方。

病人脏无他病，时发热，自汗出，而不愈者，此卫气不和也。先其时发汗则愈，属桂枝汤证。六。用前第一方。

脉浮而紧，浮则为风，紧则为寒，风则伤卫，寒则伤荣，荣卫俱病，骨节烦疼，可发其汗，宜**麻黄汤**。方七。

麻黄三两，去节　桂枝二两　甘草一两，炙　杏仁七十个，去皮尖

上四味，以水八升，先煮麻黄，减二升，去上沫，内诸药，煮取二升半，去滓，温服八合。温覆取微似汗，不

须歠粥，余如桂枝将息。

太阳病不解，热结膀胱，其人如狂，血自下，下者愈。其外未解者，尚未可攻，当先解其外，属桂枝汤证。八。用前第一方。

太阳病，下之微喘者，表未解也，**宜桂枝加厚朴杏子汤**。方九。

桂枝三两，去皮　芍药三两　生姜三两，切　甘草二两，炙　厚朴二两，炙，去皮　杏仁五十个，去皮尖　大枣十二枚，擘

上七味，以水七升，煮取三升，去滓，温服一升。

伤寒脉浮紧，不发汗，因致衄者，属麻黄汤证。十。用前第七方。

阳明病，脉浮无汗而喘者，发汗则愈，属麻黄汤证。十一。用前第七方。

太阴病，脉浮者，可发汗，属桂枝汤证。十二。用前第一方。

太阳病，脉浮紧，无汗，发热，身疼痛，八九日不解，表证仍在，当复发汗。服汤已，微除，其人发烦目瞑，剧者必衄，衄乃解。所以然者，阳气重故也。属麻黄汤证。十三。用前第七方。

脉浮者，病在表，可发汗，属麻黄汤证。十四。用前第七方。一法用桂枝汤。

伤寒不大便六七日，头痛有热者，与承气汤。其小便清者，一云：大便青。知不在里，续在表也，当须发汗。若头痛者，必衄，属桂枝汤证。十五。用前第一方。

下利腹胀满，身体疼痛者，先温其里，乃攻其表，温里宜四逆汤，攻表宜桂枝汤。十六。用前第一方。

四逆汤方

甘草二两，炙　干姜一两半　附子一枚，生，去皮，破八片

上三味，以水三升，煮取一升二合，去滓，分温再服。强人可大附子一枚，干姜三两。

下利后，身疼痛，清便自调者，急当救表，宜桂枝汤发汗。十七。用前第一方。

太阳病，头痛发热，汗出恶风寒者，属桂枝汤证。十八。用前第一方。

太阳中风，阳浮而阴弱，阳浮者，热自发，阴弱者，汗自出，啬啬恶寒，淅淅恶风，翕翕发热，鼻鸣干呕者，属桂枝汤证。十九。用前第一方。

太阳病，发热汗出者，此为荣弱卫强，故使汗出，欲救邪风，属桂枝汤证。二十。用前第一方。

太阳病，下之后，其气上冲者，属桂枝汤证。二十一。用前第一方。

太阳病，初服桂枝汤，反烦不解者，先刺风池、风府，却与桂枝汤则愈。二十二。用前第一方。

烧针令其汗，针处被寒，核起而赤者，必发奔豚，气从少腹上撞心者，灸其核上各一壮，**与桂枝加桂汤** ❶。方二十三。

桂枝五两，去皮　甘草二两，炙　大枣十二枚，擘　芍药三两　生姜三两，切

上五味，以水七升，煮取三升，去滓，温服一升。本云：桂枝汤，今加桂，满五两。所以加桂者，以能泄奔豚气也。

太阳病，项背强几几，反汗出恶风者，**宜桂枝加葛根汤**。方二十四。

葛根四两　麻黄三两，去节　甘草二两，炙　芍药三两　桂枝二两　生姜三两　大枣十二枚，擘

上七味，以水一斗，煮麻黄、葛根，减二升，去上沫，内诸药，煮取三升，去滓，温服一升。覆取微似汗，不须歠粥助药力，余将息依桂枝法。注见第二卷中。

太阳病，项背强几几，无汗恶风者，属葛根汤证。二十五。用前第二十四方。

太阳与阳明合病，必自下利，不呕者 ❷，属葛根汤证。二十六。用前方。一云：用后第二十八方。

太阳与阳明合病，不下利，但呕者，**宜葛根加半夏**

---

❶ 汤：本书《辨太阳病脉证并治中》"汤"下有"更加桂二两也"。
❷ 不呕者：本书《辨太阳病脉证并治下》无此三字。

汤。方二十七。

　　葛根四两　半夏半升，洗　大枣十二枚，擘　桂枝去皮，二两　芍药二两　甘草二两，炙　麻黄三两，去节　生姜三两

　　上八味，以水一斗，先煮葛根、麻黄，减二升，去上沫，内诸药，煮取三升，去滓，温服一升，覆取微似汗。

　　太阳病，桂枝证，医反下之，利遂不止，脉促者，表未解也；喘而汗出者，宜**葛根黄芩黄连汤**。方二十八。促作纵。

　　葛根八两　黄连三两　黄芩三两　甘草二两，炙

　　上四味，以水八升，先煮葛根，减二升，内诸药，煮取二升，去滓，分温再服。

　　太阳病，头痛发热，身疼腰痛，骨节疼痛，恶风无汗而喘者，属麻黄汤证。二十九。用前第七方。

　　太阳与阳明合病，喘而胸满者，不可下，属麻黄汤证。三十。用前第七方。

　　太阳中风，脉浮紧，发热恶寒，身疼痛，不汗出而烦躁者，大青龙汤主之。若脉微弱，汗出恶风者，不可服之，服之则厥逆，筋惕肉瞤，此为逆也。**大青龙汤**方。三十一。

　　麻黄六两，去节　桂枝二两，去皮　杏仁四十枚，去皮尖　甘草二两，炙　石膏如鸡子大，碎　生姜三两，切　大枣十二枚，擘

上七味，以水九升，先煮麻黄，减二升，去上沫，内诸药，煮取三升，温服一升。覆取微似汗。汗出多者，温粉粉之。一服汗者，勿更服。若复服，汗出多者，亡阳遂_{一作逆。}虚，恶风烦躁，不得眠也。

阳明中风，脉弦浮大而短气，腹都满，胁下及心痛，久按之，气不通，鼻干不得汗，嗜卧，一身及目悉黄，小便难，有潮热，时时哕，耳前后肿，刺之小差，外不解，过十日，脉续浮者，与小柴胡汤。脉但浮，无余证者，与麻黄汤_{用前第七方。}不溺，腹满加哕者，不治。三十二。

小柴胡汤方

柴胡_{八两}　黄芩_{三两}　人参_{三两}　甘草_{三两，炙}　生姜_{三两，切}　半夏_{半斤，洗}　大枣_{十二枚，擘}

上七味，以水一斗二升，煮取六升，去滓，再煎取三升，温服一升，日三服。

太阳病，十日以去，脉浮而细，嗜卧者，外已解也；设胸满胁痛者，与小柴胡汤；脉但浮者，与麻黄汤。三十三。_{并用前方。}

伤寒脉浮缓，身不疼，但重，乍有轻时，无少阴证者，可与大青龙汤发之。三十四。_{用前第三十一方。}

伤寒表不解，心下有水气，干呕，发热而咳，或渴，或利，或噎，或小便不利、少腹满，或喘者，宜**小青龙汤**。方三十五。

麻黄二两，去节　芍药二两　桂枝二两，去皮　甘草二两，炙　细辛二两　五味子半升　半夏半升，洗　干姜三两

上八味，以水一斗，先煮麻黄，减二升，去上沫，内诸药，煮取三升，去滓，温服一升。若渴，去半夏，加栝楼根三两。若微利，去麻黄，加荛花如一鸡子，熬令赤色。若噎，去麻黄，加附子一枚，炮。若小便不利，少腹满，去麻黄，加茯苓四两。若喘，去麻黄，加杏仁半升，去皮尖。且荛花不治利，麻黄主喘，今此语反之，疑非仲景意。注见第三卷中。

伤寒心下有水气，咳而微喘，发热不渴，服汤已渴者，此寒去欲解也，属小青龙汤证。三十六。用前方。

中风往来寒热，伤寒五六日以后，胸胁苦满，嘿嘿不欲饮食，烦心喜呕，或胸中烦而不呕，或渴，或腹中痛，或胁下痞鞕，或心下悸、小便不利，或不渴、身有微热，或咳者，属小柴胡汤证。三十七。用前第三十二方。

伤寒四五日，身热恶风，颈项强，胁下满，手足温而渴者，属小柴胡汤证。三十八。用前第三十二方。

伤寒六七日，发热微恶寒，肢节烦疼，微呕，心下支结，外证未去者，**柴胡桂枝汤**主之。方三十九。

柴胡四两　黄芩一两半　人参一两半　桂枝一两半，去皮　生姜一两半，切　半夏二合半，洗　芍药一两半　大枣六枚，擘　甘草一两，炙

上九味，以水六升，煮取三升，去滓，温服一升，日三服。本云：人参汤，作如桂枝法，加半夏柴胡黄芩，如柴胡法，今著人参，作半剂。

少阴病，得之二三日，**麻黄附子甘草汤**微发汗，以二三日无证，故微发汗也。四十。

麻黄二两，去根节　甘草二两，炙　附子一枚，炮，去皮，破八片

上三味，以水七升，先煮麻黄一二沸，去上沫，内诸药，煮取二升半，去滓，温服八合，日三服。

脉浮，小便不利，微热消渴者，与**五苓散**，利小便发汗❶。四十一。

猪苓十八铢，去皮　茯苓十八铢　白术十八铢　泽泻一两六铢　桂枝半两，去皮

上五味，捣为散，以白饮和，服方寸匕，日三服。多饮暖水，汗出愈。

---

❶ 利小便发汗：本书《辨太阳病脉证并治中》无此五字。

辨发汗后病脉证并治第十七

合二十五法　方二十四首

二阳并病，太阳初得病时，发其汗，汗先出不彻，因转属阳明，续自微汗出，不恶寒。若太阳病证不罢者，不可下，下之为逆，如此可小发汗。设面色缘缘正赤者，阳气怫郁在表，当解之熏之。若发汗不彻，不足言，阳气怫郁不得越，当汗不汗，其人烦躁，不知痛处，乍在腹中，乍在四肢，按之不可得，其人短气，但坐以汗出不彻故也，更发汗则愈。何以知汗出不彻，以脉涩故知也。

未持脉时，病人叉手自冒心，师因教试令咳，而不即咳者，此必两耳聋无闻也。所以然者，以重发汗，虚故如此。

发汗后，饮水多必喘，以水灌之亦喘。

发汗后，水药不得入口为逆，若更发汗，必吐下不止。

阳明病，本自汗出，医更重发汗，病已差，尚微烦不了了者，必大便鞭故也。以亡津液，胃中干燥，故令大便鞭。当问小便日几行，若本小便日三四行，今日再行，故知大便不久出。今为小便数少，以津液当还入胃中，故知不久必大便也。

发汗多，若重发汗者，亡其阳，谵（谵）语。脉短者死，脉自和者不死。

伤寒发汗已，身目为黄，所以然者，以寒湿一作温。在里不解故也。以为不可下也，于寒湿中求之。

病人有寒，复发汗，胃中冷，必吐蛔。

太阳病，发汗，遂漏不止，其人恶风，小便难，四肢微急，难以屈伸者，属**桂枝加附子汤**。方一。

桂枝三两，去皮　芍药三两　甘草二两，炙　生姜三两，切　大枣十二枚，擘　附子一枚，炮

上六味，以水七升，煮取三升，去滓，温服一升。本云：桂枝汤今加附子。

太阳病，初服桂枝汤，反烦不解者，先刺风池、风府，却与**桂枝汤**则愈。方二。

桂枝三两，去皮　芍药三两　生姜三两，切　甘草二两，炙　大枣十二枚，擘

上五味，以水七升，煮取三升，去滓，温服一升。须

臾歠热稀粥一升，以助药力。

服桂枝汤，大汗出，脉洪大者，与桂枝汤，如前法。若形似疟，一日再发者，汗出必解，属**桂枝二麻黄一汤**。方三。

桂枝一两十七铢　芍药一两六铢　麻黄十六铢，去节　生姜一两六铢　杏仁十六个，去皮尖　甘草一两二铢，炙　大枣五枚，擘

上七味，以水五升，先煮麻黄一二沸，去上沫，内诸药，煮取二升，去滓，温服一升，日再服。本云：桂枝汤二分，麻黄汤一分，合为二升，分再服，今合为一方。

服桂枝汤，大汗出后，大烦渴不解，脉洪大者，属**白虎加人参汤**。方四。

知母六两　石膏一斤，碎，绵裹　甘草二两，炙　粳米六合　人参二两

上五味，以水一斗，煮米熟，汤成去滓，温服一升，日三服。

伤寒脉浮，自汗出，小便数，心烦，微恶寒，脚挛急。反与桂枝，欲攻其表，此误也。得之便厥，咽中干，烦躁吐逆者，作甘草干姜汤与之，以复其阳；若厥愈足温者，更作芍药甘草汤与之，其脚即伸；若胃气不和，谵（谵）语者，少与调胃承气汤；若重发汗，复加烧针者，与四逆汤。五。

甘草干姜汤方

甘草四两，炙　干姜二两

上二味，以水三升，煮取一升五合，去滓，分温再服。

芍药甘草汤方

白芍药四两　甘草四两，炙

上二味，以水三升，煮取一升五合，去滓，分温再服。

调胃承气汤方

大黄四两，去皮，清酒洗　甘草二两，炙　芒消半升

上三味，以水三升，煮取一升，去滓，内芒消，更上微火煮，令沸，少少温服之。

四逆汤方

甘草二两，炙　干姜一两半　附子一枚，生用，去皮，破八片

上三味，以水三升，煮取一升二合，去滓，分温再服。强人可大附子一枚，干姜三两。

太阳病，脉浮紧，无汗，发热，身疼痛，八九日不解，表证仍在，此当复发汗。服汤已，微除，其人发烦目瞑，剧者必衄，衄乃解。所以然者，阳气重故也，宜**麻黄汤**。方六。

麻黄三两，去节　桂枝二两，去皮　甘草一两，炙　杏仁

七十个，去皮尖

上四味，以水九升，先煮麻黄减二升，去上沫，内诸药，煮取二升半，去滓，温服八合，覆取微似汗，不须歠粥。

伤寒发汗，已解，半日许复烦，脉浮数者，可更发汗，属桂枝汤证。七。用前第二方。

发汗后，身疼痛，脉沉迟者，**属桂枝加芍药生姜各一两人参三两新加汤**。方八。

桂枝三两，去皮　芍药四两　生姜四两　甘草二两，炙
人参三两　大枣十二枚，擘

上六味，以水一斗二升，煮取三升，去滓，温服一升。本云：桂枝汤，今加芍药生姜人参。

发汗后，不可更行桂枝汤，汗出而喘，无大热者，可**与麻黄杏子甘草石膏汤**。方九。

麻黄四两，去节　杏仁五十个，去皮尖　甘草二两，炙
石膏半斤，碎

上四味，以水七升，先煮麻黄，减二升，去上沫，内诸药，煮取二升，去滓，温服一升。本云：黄耳杯。

发汗过多，其人叉手自冒心，心下悸，欲得按者，属**桂枝甘草汤**。方十。

桂枝二两，去皮　甘草二两，炙

上二味，以水三升，煮取一升，去滓，顿服。

发汗后，其人脐下悸者，欲作奔豚，属**茯苓桂枝甘草大枣汤**。方十一。

茯苓半斤　桂枝四两，去皮　甘草一两，炙　大枣十五枚，擘

上四味，以甘烂水一斗，先煮茯苓减二升，内诸药，煮取三升，去滓，温服一升，日三服。

作甘烂水法：取水二斗，置大盆内，以杓扬之，水上有珠子五六千颗相逐，取用之。

发汗后，腹胀满者，属**厚朴生姜半夏甘草人参汤**。方十二。

厚朴半斤，炙　生姜半斤　半夏半升，洗　甘草二两，炙　人参一两

上五味，以水一斗，煮取三升，去滓，温服一升，日三服。

发汗，病不解，反恶寒者，虚故也，属**芍药甘草附子汤**。方十三。

芍药三两　甘草三两　附子一枚，炮，去皮，破六片

上三味，以水三升，煮取一升二合，去滓，分温三服。疑非仲景方。

发汗后，恶寒者，虚故也；不恶寒，但热者，实也，当和胃气，属调胃承气汤证。十四。用前第五方，一法用小承气汤。

　　太阳病，发汗后，大汗出，胃中干❶，烦躁不得眠，欲得饮水者，少少与饮之，令胃气和则愈。若脉浮，小便不利，微热消渴者，属**五苓散**。方十五。

　　猪苓十八铢，去皮　泽泻一两六铢　白术十八铢　茯苓十八铢　桂枝半两，去皮

　　上五味，捣为散，以白饮和服方寸匕，日三服，多饮暖水，汗出愈。

　　发汗已，脉浮数，烦渴者，属五苓散证。十六。用前第十五方。

　　伤寒汗出而渴者，宜五苓散；不渴者，属**茯苓甘草汤**。方十七。

　　茯苓二两　桂枝二两　甘草一两，炙　生姜一两

　　上四味，以水四升，煮取二升，去滓，分温三服。

　　太阳病发汗，汗出不解，其人仍发热，心下悸，头眩，身𥆞动，振振欲擗一作僻。地者，属**真武汤**。方十八。

　　茯苓三两　芍药三两　生姜三两，切　附子一枚，炮，去皮，破八片　白术二两

　　上五味，以水八升，煮取三升，去滓，温服七合，日三服。

　　伤寒汗出解之后，胃中不和，心下痞鞕，干噫食臭，

---

❶ 干：《脉经》卷七作"燥"。义胜。

胁下有水气，腹中雷鸣下利者，**属生姜泻心汤**。方十九。

生姜四两　甘草三两，炙　人参三两　干姜一两　黄芩三两　半夏半斤，洗　黄连一两　大枣十二枚，擘

上八味，以水一斗，煮取六升，去滓，再煎取三升，温服一升，日三服。生姜泻心汤，本云：理中人参黄芩汤去桂枝、术，加黄连，并泻肝法。

伤寒发热，汗出不解，心中痞鞕，呕吐而下利者，属**大柴胡汤**。方二十。

柴胡半斤　枳实四枚，炙　生姜五两　黄芩三两　芍药三两　半夏半升，洗　大枣十二枚，擘

上七味，以水一斗二升，煮取六升，去滓，再煎取三升，温服一升，日三服。一方加大黄二两，若不加，恐不名大柴胡汤。

阳明病，自汗出，若发汗，小便自利者，此为津液内竭，虽鞕不可攻之。须自欲大便，宜蜜煎导而通之。若土瓜根及大猪胆汁，皆可为导。二十一。

蜜煎方

食蜜七合

上一味，于铜器内，微火煎，当须凝如饴状，搅之勿令焦著，欲可丸，并手捻作挺，令头锐，大如指许，长二寸。当热时急作，冷则鞕。以内谷道中，以手急抱，欲大便时，乃去之。疑非仲景意，已试甚良。

又大猪胆一枚，泻汁，和少许法醋，以灌谷道内，如一食顷，当大便出宿食恶物，甚效。

太阳病三日，发汗不解，蒸蒸发热者，属胃也，属调胃承气汤证。二十二。用前第五方。

大汗出，热不去，内拘急，四肢疼，又下利厥逆而恶寒者，属四逆汤证。二十三。用前第五方。

发汗后不解，腹满痛者，急下之，宜**大承气汤**。方二十四。

大黄四两，酒洗　厚朴半斤，炙　枳实五枚，炙　芒消三合

上四味，以水一斗，先煮二物，取五升，内大黄，更煮取二升，去滓，内芒消，更一二沸，分再服。得利者，止后服。

发汗多，亡阳谵（谵）语者，不可下，与**柴胡桂枝汤**，和其荣卫，以通津液，后自愈。方二十五。

柴胡四两　桂枝一两半，去皮　黄芩一两半　芍药一两半　生姜一两半　大枣六个，擘　人参一两半　半夏二合半，洗　甘草一两，炙

上九味，以水六升，煮取三升，去滓，温服一升，日三服。

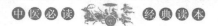

辨不可吐第十八

合四证

太阳病，当恶寒发热，今自汗出，反不恶寒发热，关上脉细数者，以医吐之过也。若得病一二日吐之者，腹中饥，口不能食；三四日吐之者，不喜糜粥，欲食冷食，朝食暮吐。以医吐之所致也，此为小逆。

太阳病，吐之，但太阳病当恶寒，今反不恶寒，不欲近衣者，此为吐之内烦也。

少阴病，饮食入口则吐，心中温温欲吐，复不能吐，始得之，手足寒，脉弦迟者，此胸中实，不可下也 ❶。若膈上有寒饮，干呕者，不可吐也，当温之 ❷。

诸四逆厥者，不可吐 ❸ 之，虚家亦然。

辨可吐第十九

合二法　五证

大法，春宜吐。

凡用吐，汤中病便止，不必尽剂也。

病如桂枝证，头不痛，项不强，寸脉微浮，胸中痞鞕，气上撞咽喉不得息者，此为有寒，当吐之 ❹。一云：此

---

❶ 也：本书卷六"也"下有"当吐之"三字。义胜。
❷ 之：本书卷六"之"有"宜四逆汤"。
❸ 吐：本书卷六作"下"。
❹ 之：本书卷四"之"下有"宜瓜蒂散"四字。

以内有久痰，宜吐之。

病胸上诸实，一作寒。胸中郁郁而痛，不能食，欲使人按之，而反有涎唾，下利日十余行，其脉反迟，寸口脉微滑，此可吐之。吐之，利则止。

少阴病，饮食入口则吐，心中温温欲吐复不能吐者，宜吐之。

宿食在上管者，当吐之。

病手足逆冷，脉乍结，以客气在胸中，心下满而烦，欲食不能食者，病在胸中，当吐之。

卷第九

辨不可下病脉证并治第二十

合四法　方六首

脉濡而弱，弱反在关，濡反在巅，微反在上，涩反在下。微则阳气不足，涩则无血，阳气反微，中风汗出，而反躁烦；涩则无血，厥而且寒。阳微则不可下，下之则心下痞鞕。

动气在右，不可下，下之则津液内竭，咽燥鼻干，头眩心悸也。

动气在左，不可下，下之则腹内拘急，食不下，动气更剧，虽有身热，卧则欲蜷。

动气在上，不可下，下之则掌握热烦，身上浮冷，热汗自泄，欲得水自灌。

动气在下，不可下，下之则腹胀满，卒起头眩，食则下清谷，心下痞也。

咽中闭塞，不可下，下之则上轻下重，水浆不下，卧则欲蜷，身急痛，下利日数十行。

诸外实者，不可下，下之则发微热，亡脉厥者，当齐❶握热。

诸虚者，不可下，下之则大渴，求水者易愈，恶水者剧。

脉濡而弱，弱反在关，濡反在巅，弦反在上，微反在下。弦为阳运，微为阴寒，上实下虚，意欲得温。微弦为虚，虚者不可下也。微则为咳，咳则吐涎，下之则咳止，而利因不休，利不休，则胸中如虫啮，粥入则出，小便不利，两胁拘急，喘息为难，颈背相引，臂则不仁。极寒反汗出，身冷若冰，眼睛不慧，语言不休，而谷气多入，此为除中，亦云消中。口虽欲言，舌不得前。

脉濡而弱，弱反在关，濡反在巅，浮反在上，数反在下。浮为阳虚，数为无血。浮为虚，数生热，浮为虚，自汗出而恶寒；数为痛，振而寒栗。微弱在关，胸下为急，喘汗而不得呼吸，呼吸之中，痛在于胁，振寒相搏，形如疟状。医反下之，故令脉数发热，狂走见鬼，心下为痞，小便淋漓，少腹甚鞕，小便则尿血也。

脉濡而紧，濡则卫气微，紧则荣中寒，阳微卫中风，

---

❶ 齐：通"脐"。

发热而恶寒，荣紧胃气冷，微呕心内烦。医谓有大热，解肌而发汗，亡阳虚烦躁，心下苦痞坚，表里俱虚竭，卒起而头眩，客热在皮肤，怅怏不得眠。不知胃气冷，紧寒在关元，技巧无所施，汲水灌其身。客热应时罢，栗栗而振寒，重被而覆之，汗出而冒巅，体惕而又振，小便为微难。寒气因水发，清谷不容间，呕变反肠出，颠倒不得安，手足为微逆，身冷而内烦，迟欲从后救，安可复追还。

脉浮而大，浮为气实，大为血虚。血虚为无阴，孤阳独下阴部者，小便当赤而难，胞中当虚，今反小便利，而大汗出，法应卫家当微，今反更实，津液四射，荣竭血尽，干烦而不眠，血薄肉消，而成暴一云黑。液。医复以毒药攻其胃，此为重虚，客阳去有期，必下如污泥而死。

脉浮而紧，浮则为风，紧则为寒，风则伤卫，寒则伤荣，荣卫俱病，骨节烦疼，当发其汗，而不可下也。

趺阳脉迟而缓，胃气如经也。趺阳脉浮而数，浮则伤胃，数则动脾，此非本病，医特下之所为也。荣卫内陷，其数先微，脉反但浮，其人必大便鞕，气噫而除。何以言之，本以数脉动脾，其数先微，故知脾气不治，大便鞕，气噫而除。今脉反浮，其数改微，邪气独留，心中则饥，邪热不杀谷，潮热发渴，数脉当迟缓，脉因前后度数如法，病者则饥。数脉不时，则生恶疮也。

脉数者，久数不止。止则邪结，正气不能复，正气却结于脏，故邪气浮之，与皮毛相得。脉数者，不可下，下之必烦，利不止。

少阴病，脉微，不可发汗，亡阳故也。阳已虚，尺中弱涩者，复不可下之。

脉浮大，应发汗，医反下之，此为大逆也。

脉浮而大，心下反鞕，有热。属脏者，攻之，不令发汗；属腑者，不令溲数，溲数则大便鞕。汗多则热愈，汗少则便难。脉迟尚未可攻。

二阳并病，太阳初得病时，而发其汗，汗先出不彻，因转属阳明，续自微汗出，不恶寒。若太阳证不罢者，不可下，下之为逆。

结胸证，脉浮大者，不可下，下之即死。

太阳与阳明合病，喘而胸满者，不可下❶。

太阳与少阳合病者，心下鞕，颈项强而眩者，不可下。

诸四逆厥者，不可下之，虚家亦然。

病欲吐者，不可下。

太阳病，有外证未解，不可下，下之为逆。

病发于阳，而反下之，热入因作结胸；病发于阴，而

---

❶ 下：本书《辨太阳病脉证并治中》"下"后有"宜麻黄汤"四字。

反下之，因作痞。

病脉浮而紧，而复下之，紧反入里，则作痞。

夫病阳多者热，下之则鞕。

本虚，攻其热必哕。

无阳阴强，大便鞕者，下之必清谷腹满。

太阴之为病，腹满而吐，食不下，自利益甚，时腹自痛，下之，必胸下结鞕。

厥阴之为病，消渴，气上撞心，心中疼热，饥而不欲食，食则吐蛔。下之利不止。

少阴病，饮食入口则吐，心中温温欲吐，复不能吐，始得之，手足寒，脉弦迟者，此胸中实，不可下也。

伤寒五六日，不结胸，腹濡，脉虚，复厥者，不可下。此亡血，下之死。

伤寒发热，头痛，微汗出，发汗则不识人；熏之则喘，不得小便，心腹满；下之则短气，小便难，头痛背强；加温针则衄。

伤寒，脉阴阳俱紧，恶寒发热，则脉欲厥。厥者，脉初来大，渐渐小，更来渐大，是其候也。如此者恶寒，甚者翕翕汗出，喉中痛，若热多者，目赤脉多，睛不慧。医复发之，咽中则伤；若复下之，则两目闭，寒多便清谷，热多便脓血；若熏之，则身发黄；若熨之，则咽燥。若小便利者，可救之；若小便难者，为危殆。

伤寒发热，口中勃勃气出，头痛目黄，衄不可制，贪水者，必呕，恶水者厥。若下之，咽中生疮，假令手足温者，必下重便脓血。头痛目黄者，若下之，则目闭。贪水者，若下之，其脉必厥，其声嘤，咽喉塞；若发汗，则战栗，阴阳俱虚。恶水者，若下之，则里冷不嗜食，大便完谷出；若发汗，则口中伤，舌上白胎，烦躁。脉数实，不大便六七日，后必便血；若发汗，则小便自利也。

得病二三日，脉弱，无太阳柴胡证，烦躁，心下痞。至四日，虽能食，以❶承气汤，少少与微和之，令小安，至六日，与承气汤一升。若不大便六七日，小便少，虽不大便，但头鞕，后必溏，未定成鞕，攻之必溏；须小便利，屎定鞕，乃可攻之❷。

脏结无阳证，不往来寒热，其人反静，舌上胎滑者，不可攻也。

伤寒呕多，虽有阳明证，不可攻之。

阳明病，潮热，大便微鞕者，可与大承气汤；不鞕者，不可与之。若不大便六七日，恐有燥屎，欲知之法，少与小承气汤，汤入腹中，转失气者，此有燥屎也，乃可攻之。若不转失气者，此但初头鞕，后必溏，不可攻之，攻之必胀满不能食也，欲饮水者，与水则哕。其后发热

---

❶ 以：本书《辨阳明病脉证并治》"以"下有"小"。
❷ 之：本书《辨阳明病脉证并治》"之"下有"宜大承气汤"。

者，大便必复鞭而少也，宜小承气汤和之。不转失气者，慎不可攻也。**大承气汤**。方一。

大黄四两　厚朴八两，炙　枳实五枚，炙　芒消三合。

上四味，以水一斗，先煮二味，取五升，下大黄，煮取二升，去滓，下芒消，再煮一二沸，分二服，利则止后服。

小承气汤方

大黄四两，酒洗　厚朴二两，炙，去皮　枳实三枚，炙

上三味，以水四升，煮取一升二合，去滓，分温再服。

伤寒中风，医反下之，其人下利，日数十行，谷不化，腹中雷鸣，心下痞鞭而满，干呕，心烦不得安。医见心下痞，谓病不尽，复下之，其痞益甚。此非结热，但以胃中虚，客气上逆，故使鞭也，属**甘草泻心汤**。方二。

甘草四两，炙　黄芩三两　干姜三两　大枣十二枚，擘
半夏半升，洗　黄连一两

上六味，以水一斗，煮取六升，去滓，再煎，取三升，温服一升，日三服。有人参。见第四卷中。

下利脉大者，虚也，以强下之故也。设脉浮革，因尔肠鸣者，属**当归四逆汤**。方三。

当归三两　桂枝三两，去皮　细辛三两　甘草二两，炙
通草二两　芍药三两　大枣二十五枚，擘

上七味，以水八升，煮取三升，去滓，温服一升，半日三服。

阳明病，身❶合色赤，不可攻之，必发热，色黄者，小便不利也。

阳明病，心下鞕满者，不可攻之。攻之，利遂不止者，死；利止者，愈。

阳明病，自汗出，若发汗，小便自利者，此为津液内竭，虽鞕，不可攻之。须自欲大便，宜**蜜煎导**而通之，若土瓜根及猪胆汁，皆可为导。方四。

食蜜七合

上一味，于铜器内，微火煎，当须凝如饴状，搅之勿令焦着，欲可丸，并手捻作挺，令头锐，大如指，长二寸许。当热时急作，冷则鞕。以内谷道中，以手急抱，欲大便时，乃去之。疑非仲景意，已试甚良。又大猪胆一枚，泻汁，和少许法醋，以灌谷道内。如一食顷，当大便出宿食恶物，甚效。

辨可下病脉证并治第二十一

合四十四法　方一十一首

大法，秋宜下。

凡可下者，用汤胜丸散，中病便止，不必尽剂也。

阳明病，发热，汗多者，急下之，宜**大柴胡汤**❷。方

---

❶ 身：本书《辨阳明病脉证并治》作"面"。
❷ 大柴胡汤：本书《辨阳明病脉证并治》作"大承气汤"。

一。一法用小承气汤。

柴胡_{八两}　枳实_{四枚，炙}　生姜_{五两}　黄芩_{三两}　芍药_{三两}　大枣_{十二枚，擘}　半夏_{半升，洗}

上七味，以水一斗二升，煮取六升，去滓，更煎取三升，温服一升，日三服。一方云：加大黄二两。若不加，恐不成大柴胡汤。

少阴病，得之二三日，口燥咽干者，急下之，宜**大承气汤**。方二。

大黄_{四两，酒洗}　厚朴_{半斤，炙，去皮}　枳实_{五枚，炙}芒消_{三合}

上四味，以水一斗，先煮二物，取五升，内大黄，更煮取二升，去滓，内芒消，更上微火一两沸，分温再服。得下，余勿服。

少阴病，六七日腹满不大便者，急下之，宜大承气汤。三。_{用前第二方。}

少阴病，下利清水，色纯青，心下必痛，口干燥者，可下之，宜大柴胡❶、大承气汤。四。_{用前第二方。}

下利，三部脉皆平，按之心下鞕者，急下之，宜大承气汤。五。_{用前第二方。}

下利，脉迟而滑者，内实也，利未欲止，当下之，宜

---

❶ 大柴胡：本书《辨太阴病脉证并治》无。

大承气汤。六。用前第二方。

阳明少阳合病，必下利，其脉不负者，为顺也。负者，失也，互相克贼，名为负也。脉滑而数者，有宿食，当下之，宜大承气汤。七。用前第二方。

问曰：人病有宿食，何以别之？师曰：寸口脉浮而大，按之反涩，尺中亦微而涩，故知有宿食。当下之，宜大承气汤。八。用前第二方。

下利，不欲食者，以有宿食故也，当下之，宜大承气汤。九。用前第二方。

下利差，至其年月日时复发者，以病不尽故也，当下之，宜大承气汤。十。用前第二方。

病腹中满痛者，此为实也，当下之，宜大承气、大柴胡汤。十一。用前第一、第二方。

下利，脉反滑，当有所去，下乃愈，宜大承气汤。十二。用前第二方。

腹满不减，减不足言，当下之，宜大柴胡、大承气汤。十三。用前第一、第二方。

伤寒后脉沉，沉者，内实也，下之解，宜大柴胡汤。十四。用前第一方。

伤寒六七日，目中不了了，晴不和，无表里证，大便难，身微热者，此为实也，急下之，宜大承气、大柴胡汤。十五。用前第一、第二方。

太阳病未解，脉阴阳俱停，一作微。必先振栗汗出而解❶。但阴脉微一作尺脉实。者，下之而解，宜大柴胡汤。十六。用前第一方。一法，用调胃承气汤。

脉双弦而迟者，必心下鞕，脉大而紧者，阳中有阴也，可下之，宜大承气汤。十七。用前第二方。

结胸者，项亦强，如柔痓（痉）状，下之则和❷。十八。结胸门用大陷胸丸。

病人无表里证，发热七八日，虽脉浮数者，可下之，宜大柴胡汤❸。十九。用前第一方。

太阳病，六七日表证仍在，脉微而沉，反不结胸，其人发狂者，以热在下焦，少腹当鞕满，而小便自利者，下血乃愈。所以然者，以太阳随经，瘀热在里故也，宜下之，**以抵当汤**。方二十。

水蛭三十枚，熬　桃仁二十枚，去皮尖　虻虫三十枚，去翅足，熬　大黄三两，去皮，破六片

上四味，以水五升，煮取三升，去滓，温服一升。不下者，更服。

太阳病，身黄，脉沉结，少腹鞕满，小便不利者，为无血也；小便自利，其人如狂者，血证谛，属抵当汤证。

---

❶ 必先振栗汗出而解：本书《辨太阳病脉证并治中》此下有"但阳脉微者，先汗出而解"。

❷ 下之则和：本书《辨太阳病脉证并治下》此下有"宜大陷胸丸"。

❸ 宜大柴胡汤：本书《辨阳明病脉证并治》无。

二十一。用前第二十方。

伤寒有热，少腹满，应小便不利，今反利者，为有血也。当下之^❶，**宜抵当丸**。方二十二。

大黄三两　桃仁二十五个，去皮尖　虻虫去翅足，熬　水蛭各二十个。熬

上四味，捣筛，为四丸，以水一升，煮一丸，取七合，服之。晬时当下血，若不下者，更服。

阳明病，发热汗出者，此为热越，不能发黄也；但头汗出，身无汗，剂颈而还，小便不利，渴引水浆者，以瘀热在里，身必发黄，宜下之^❷，以**茵陈蒿汤**。方二十三。

茵陈蒿六两　栀子十四个，擘　大黄二两，破

上三味，以水一斗二升，先煮茵陈，减六升，内二味，煮取三升，去滓，分温三服。小便当利，尿如皂荚汁状，色正赤，一宿腹减，黄从小便去也。

阳明证，其人喜忘者，必有蓄血。所以然者，本有久瘀血，故令喜忘。屎虽鞕，大便反易，其色必黑，宜抵当汤下之。二十四。用前第二十方。

汗一作卧。出谵（谵）语者，以有燥屎在胃中，此为风也。须下者，过经乃可下之。下之若早者，语言必乱，以表虚里实故也。下之愈，宜大柴胡、大承气汤。

---

❶ 当下之：本书《辨太阳病脉证并治中》此下有"不可余药"。
❷ 宜下之：本书《辨阳明病脉证并治》无此三字。

二十五。用前第一、第二方。

病人烦热，汗出则解，又如疟状，日晡所发热者，属阳明也。脉实者，可下之，宜大柴胡、大承气汤。二十六。用前第一、第二方。

阳明病，评（谵）语有潮热，反不能食者，胃中有燥屎五六枚也；若能食者，但鞕耳，属大承气汤证。二十七。用前第二方。

下利评（谵）语者，有燥屎也，属**小承气汤**。方二十八。

大黄四两　厚朴二两，炙，去皮　枳实三枚，炙

上三味，以水四升，煮取一升二合，去滓，分温再服。若更衣者，勿服之。

得病二三日，脉弱，无太阳、柴胡证，烦躁，心下痞，至四五日，虽能食，以承气汤❶，少少与，微和之，令小安，至六日，与承气汤一升。若不大便六七日，小便少者，虽不大便，但初头鞕，后必溏，此未定成鞕也，攻之必溏。须小便利，屎定鞕，乃可攻之，宜大承气汤。二十九。用前第二方。一云：大柴胡汤。

太阳病中风，下利呕逆，表解者，乃可攻之。其人漐漐汗出，发作有时，头痛，心下痞鞕满，引胁下痛，干呕则短

---

❶ 承气汤：本书《辨阳明病脉证并治》作“小承气汤”。

气，汗出不恶寒者，此表解里未和也，属**十枣汤**。方三十。

芫花_{熬赤} 甘遂 大戟_{各等分}

上三味，各异捣筛，秤已，合治之。以水一升半，煮大肥枣十枚，取八合，去枣，内药末，强人服重一钱匕，羸人半钱，温服之，平旦服。若下少，病不除者，明日更服，加半钱。得快下利后，糜粥自养。

太阳病不解，热结膀胱，其人如狂，血自下，下者愈。其外未解者，尚未可攻，当先解其外；外解已，但少腹急结者，乃可攻之，宜**桃核承气汤**。方三十一。

桃仁_{五十枚，去皮尖} 大黄_{四两} 甘草_{二两，炙} 芒消_{二两} 桂枝_{二两，去皮}

上五味，以水七升，煮四物，取二升半，去滓，内芒消，更上火煎微沸，先食温服五合，日三服，当微利。

伤寒七八日，身黄如橘子色，小便不利，腹微满者，属茵陈蒿汤证。三十二。_{用前第二十三方。}

伤寒发热，汗出不解，心中痞鞕，呕吐而下利者，属大柴胡汤证。三十三。_{用前第一方。}

伤寒十余日，热结在里，复往来寒热者，属大柴胡汤证。三十四。_{用前第一方。}

但结胸，无大热者，以水结在胸胁也，但头微汗出者，属**大陷胸汤**。方三十五。

大黄_{六两} 芒消_{一升} 甘遂末_{一钱匕}

上三味，以水六升，先煮大黄，取二升，去滓，内芒消，更煮一二沸，内甘遂末，温服一升。

伤寒六七日，结胸热实，脉沉而紧，心下痛，按之石鞕者，属大陷胸汤证。三十六。用前第三十五方。

阳明病，其人多汗，以津液外出，胃中燥，大便必鞕，鞕则谵（谵）语，属小承气汤证❶。三十七。用前第二十八方。

阳明病，不吐不下，心烦者，**属调胃承气汤**。方三十八。

大黄四两，酒洗　甘草二两，炙　芒消半升

上三味，以水三升，煮取一升，去滓，内芒消，更上火微煮令沸，温顿服之。

阳明病，脉迟，虽汗出不恶寒者，其身必重，短气，腹满而喘，有潮热者，此外欲解，可攻里也。手足濈然汗出者，此大便已鞕也，大承气汤主之；若汗出多，微发热恶寒者，外未解也，桂枝汤主之。其热不潮，未可与承气汤；若腹大满不通者，与小承气汤，微和胃气，勿令至大泄下。三十九。大承气汤用前第二方，小承气用前第二十八方。

桂枝汤方

桂枝去皮　芍药　生姜切，各三两　甘草二两，炙　大

---

❶ 证：本书《辨阳明病脉证并治》"证"下有"若一服谵（谵）语止者，更莫复服"十字。

枣十二枚，擘

上五味，以水七升，煮取三升，去滓，温服一升。服汤后，饮热稀粥一升余，以助药力，取微似汗。

阳明病，潮热，大便微鞕者，可与大承气汤；不鞕者，不可与之。若不大便六七日，恐有燥屎，欲知之法，少与小承气汤，汤入腹中，转失气者，此有燥屎也，乃可攻之。若不转失气者，此但初头鞕，后必溏，不可攻之，攻之必胀满不能食也，欲饮水者，与水则哕。其后发热者，大便必复鞕而少也，宜以小承气汤和之。不转失气者，慎不可攻也。四十。并用前方。

阳明病，谵（谵）语，发潮热，脉滑而疾者，小承气汤主之。因与承气汤一升，腹中转气者，更服一升；若不转气者，勿更与之。明日又不大便，脉反微涩者，里虚也，为难治，不可更与承气汤。四十一。用前第二十八方。

二阳并病，太阳证罢，但发潮热，手足漐漐汗出，大便难，而谵（谵）语者，下之则愈，宜大承气汤。四十二。用前第二方。

病人小便不利，大便乍难乍易，时有微热，喘冒不能卧者，有燥屎也，属大承气汤证。四十三。用前第二方。

大下后，六七日不大便，烦不解，腹满痛者，此有燥屎也。所以然者，本有宿食故也，属大承气汤证。四十四。用前第二方。

辨发汗吐下后病脉证并治第二十二

合四十八法　方三十九首

师曰：病人脉微而涩者，此为医所病也。大发其汗，又数大下之，其人亡血，病当恶寒，后乃发热，无休止时。夏月盛热，欲著复衣，冬月盛寒，欲裸其身。所以然者，阳微则恶寒，阴弱则发热，此医发其汗，使阳气微，又大下之，令阴气弱。五月之时，阳气在表，胃中虚冷，以阳气内微，不能胜冷，故欲著复衣；十一月之时，阳气在里，胃中烦热，以阴气内弱，不能胜热，故欲裸其身。又阴脉迟涩，故知亡血也。

寸口脉浮大，而医反下之，此为大逆。浮则无血，大则为寒，寒气相搏，则为肠鸣。医乃不知，而反饮冷水，令汗大出，水得寒气，冷必相搏，其人则𩜻。

太阳病三日，已发汗，若吐，若下，若温针，仍不解者，此为坏病，桂枝不中与之也。观其脉证，知犯何逆，随证治之。

脉浮数者，法当汗出而愈，若下之，身重，心悸者，不可发汗，当自汗出乃解。所以然者，尺中脉微，此里虚，须表里实，津液和，便自汗出愈。

凡病若发汗，若吐，若下，若亡血，无❶津液，阴阳脉❷自和者，必自愈。

大下之后，复发汗，小便不利者，亡津液故也，勿治之，得小便利，必自愈。

下之后，复发汗，必振寒，脉微细。所以然者，以内外俱虚故也。

本发汗，而复下之，此为逆也；若先发汗，治不为逆。本先下之，而反汗之，为逆；若先下之，治不为逆。

太阳病，先下而不愈，因复发汗，以此表里俱虚，其人因致冒，冒家汗出自愈。所以然者，汗出表和故也。得表和❸，然后复下之。

得病六七日，脉迟浮弱，恶风寒，手足温，医二三下之，不能食，而胁下满痛，面目及身黄，颈项强，小便难者，与柴胡汤，后必下重。本渴饮水而呕者，柴胡❹不中

---

❶ 无：本书《辨太阳病脉证并治中》作"亡"。
❷ 脉：本书《辨太阳病脉证并治中》无。
❸ 得表和：本书《辨太阳病脉证并治中》作"里未和"。
❹ 柴胡：本书《辨太阳病脉证并治中》"柴胡"后有"汤"字。

与也，食谷者哕。

太阳病，二三日不能卧，但欲起，心下必结，脉微弱者，此本有寒分也。反下之，若利止，必作结胸，未止者，四日复下之，此作协热利也。

太阳病，下之，其脉促，一作纵。不结胸者，此为欲解也。脉浮者，必结胸；脉紧者，必咽痛；脉弦者，必两胁拘急；脉细数者，头痛未止；脉沉紧者，必欲呕；脉沉滑者，协热利；脉浮滑者，必下血。

太阳少阳并病，而反下之，成结胸，心下鞕，下利不止，水浆不下，其人心烦。

脉浮而紧，而复下之，紧反入里，则作痞，按之自濡，但气痞耳。

伤寒吐下发汗后，虚烦，脉甚微，八九日心下痞鞕，胁下痛，气上冲咽喉，眩冒，经脉动惕者，久而成痿。

阳明病，能食，下之不解者，其人不能食❶，若攻其热必哕。所以然者，胃中虚冷故也，以其人本虚，攻其热必哕。

阳明病，脉迟，食难用饱，饱则发烦，头眩，必小便难，此欲作谷疸❷。虽下之，腹满如故，所以然者，脉迟

---

❶ 能食下之不解者：本书《辨阳明病脉证并治》无此七字。

❷ 疸：原作疽，据本书《辨阳明病脉证并治》、《脉经》卷七、《玉函》卷三、《千金翼方》卷九改。

故也。

夫病，阳多者热，下之则鞕；汗多，极发其汗亦鞕。

太阳病，寸缓关浮尺弱，其人发热，汗出，复恶寒，不呕，但心下痞者，此以医下之也。

太阴之为病，腹满而吐，食不下，自利益甚，时腹自痛。若下之，必胸下结鞕。

伤寒大吐大下之，极虚，复极汗者，其人外气怫郁，复与之水，以发其汗，因得哕。所以然者，胃中寒冷故也。

吐利发汗后，脉平，小烦者，以新虚不胜谷气故也。

太阳病，医发汗，遂发热恶寒，因复下之，心下痞。表里俱虚，阴阳气并竭，无阳则阴独。复加烧针，因胸烦，面色青黄，肤瞤者，难治；今色微黄，手足温者，易愈。

太阳病，得之八九日，如疟状，发热恶寒，热多寒少，其人不呕，清便欲自可，一日二三度发。脉微缓者，为欲愈也；脉微而恶寒者，此阴阳俱虚，不可更发汗更下更吐也；面色反有热色者，未欲解也，以其不能得小汗出，身必痒，**属桂枝麻黄各半汤**。方一。

桂枝一两十六铢　芍药一两　生姜一两，切　甘草一两，炙　麻黄一两，去节　大枣四枚，擘　杏仁二十四个，汤浸，去皮尖及两人者上七味，以水五升，先煮麻黄一二沸，去上沫，内诸药，煮取一升八合，去滓，温服六合。本云：桂枝汤三合，麻黄汤三合，并为六合，顿服。

服桂枝汤，或下之，仍头项强痛，翕翕发热，无汗，心下满微痛，小便不利者，属**桂枝去桂加茯苓白术汤**。方二。

芍药三两　甘草二两，炙　生姜三两，切　白术三两　茯苓三两　大枣十二枚，擘

上六味，以水八升，煮取三升，去滓，温服一升，小便利则愈。本云：桂枝汤，今去桂枝，加茯苓、白术。

太阳病，先发汗不解，而下❶之，脉浮者不愈。浮为在外，而反下之，故令不愈。今脉浮，故在外，当须解外则愈，宜**桂枝汤**。方三。

桂枝三两，去皮　芍药三两　生姜三两，切　甘草二两，炙　大枣十二枚，擘

上五味，以水七升，煮取三升，去滓，温服一升，须臾歠热稀粥一升，以助药力，取汗。

下之后，复发汗，昼日烦躁不得眠，夜而安静，不呕，不渴，无表证，脉沉微，身无大热者，属**干姜附子汤**。方四。

---

❶ 下：本书《辨太阳病脉证并治中》"下"上有"复"字。

干姜一两　附子一枚，生用，去皮，破八片

上二味，以水三升，煮取一升，去滓，顿服。

伤寒若吐若下后，心下逆满，气上冲胸，起则头眩，脉沉紧，发汗则动经，身为振振摇者，属**茯苓桂枝白术甘草汤**。方五。

茯苓四两　桂枝三两，去皮　白术二两　甘草二两，炙

上四味，以水六升，煮取三升，去滓，分温三服。

发汗若下之后，病仍不解，烦躁者，属**茯苓四逆汤**。方六。

茯苓四两　人参一两　附子一枚，生用，去皮，破八片　甘草二两，炙　干姜一两半

上五味，以水五升，煮取二升，去滓，温服七合，日三服。

发汗吐下后，虚烦不得眠，若剧者，必反复颠倒，心中懊憹，属**栀子豉汤**。若少气者，**栀子甘草豉汤**；若呕者，**栀子生姜豉汤**。七。

肥栀子十四枚，擘　香豉四合，绵裹

上二味，以水四升，先煮栀子，得二升半，内豉，煮取一升半，去滓，分为二服，温进一服。得吐者，止后服。

栀子甘草豉汤方

肥栀子十四个，擘　甘草二两，炙　香豉四合，绵裹

上三味，以水四升，先煮二味，取二升半，内豉，煮取一升半，去滓，分二服，温进一服。得吐者，止后服。

栀子生姜豉汤方

肥栀子十四个，擘　生姜五两，切　香豉四合，绵裹

上三味，以水四升，先煮二味，取二升半，内豉，煮取一升半，去滓，分二服，温进一服。得吐者，止后服。

发汗，若下之，而烦热胸中窒者，属栀子豉汤证。八。用前初方。

太阳病，过经十余日，心下温温欲吐，而胸中痛，大便反溏，腹微满，郁郁微烦，先此时极吐下者，与调胃承气汤。若不尔者，不可与。但欲呕，胸中痛，微溏者，此非柴胡汤证。以呕故知极吐下也，**调胃承气汤**。方九。

大黄四两，酒洗　甘草二两，炙　芒消半升

上三味，以水三升，煮取一升，去滓，内芒消，更上火令沸，顿服之。

太阳病，重发汗，而复下之，不大便五六日，舌上燥而渴，日晡所小有潮热，一云：日晡所发，心胸大烦。从心下至少腹鞕满而痛，不可近者，属**大陷胸汤**。方十。

大黄六两，去皮，酒洗　芒消一升　甘遂末一钱匕

上三味，以水六升，煮大黄，取二升，去滓，内芒消，煮两沸，内甘遂末，温服一升，得快利，止后服。

伤寒五六日，已发汗，而复下之，胸胁满，微结，小

便不利，渴而不呕，但头汗出，往来寒热，心烦者，此为未解也，属**柴胡桂枝干姜汤**。方十一。

柴胡半斤　桂枝三两，去皮　干姜二两　栝楼根四两　黄芩三两　甘草二两，炙　牡蛎二两，熬

上七味，以水一斗二升，煮取六升，去滓，再煎取三升，温服一升，日三服。初服微烦，后汗出便愈。

伤寒发汗，若吐若下，解后，心下痞鞕，噫气不除者，属**旋覆代赭汤**。方十二。

旋覆花三两　人参二两　生姜五两　代赭一两　甘草三两，炙　半夏半升，洗　大枣十二枚，擘

上七味，以水一斗，煮取六升，去滓，再煎取三升，温服一升，日三服。

伤寒大下之，复发汗，心下痞，恶寒者，表未解也，不可攻痞，当先解表，表解乃攻痞，解表宜桂枝汤，用前方❶；攻痞宜**大黄黄连泻心汤**。方十三。

大黄二两，酒洗　黄连一两

上二味，以麻沸汤二升渍之，须臾绞去滓，分温再服。有黄芩，见第四卷中。

伤寒若吐下后，七八日不解，热结在里，表里俱热，时时恶风，大渴，舌上干燥而烦，欲饮水数升者，属**白虎**

---

❶ 用前方：本书《辨太阳病脉证并治下》无此三字。

加人参汤。方十四。

知母六两　石膏一斤，碎　甘草二两，炙　粳米六合　人
参三两

上五味，以水一斗，煮米熟，汤成，去滓，温服一
升，日三服。

伤寒若吐若下后，不解，不大便五六日，上至十余
日，日晡所发潮热，不恶寒，独语如见鬼状。若剧者，发
则不识人，循衣摸床，惕而不安，一云：顺衣妄撮，怵惕不
安。微喘直视，脉弦者生，涩者死。微者，但发热，谵
（谵）语者，**属大承气汤**。方十五。

大黄四两，去皮，酒洗　厚朴半斤，炙　枳实五枚，炙
芒消三合

上四味，以水一斗，先煮二味，取五升，内大黄，煮
取二升，去滓，内芒消，更煮令一沸，分温再服。得利
者，止后服。

三阳合病，腹满身重，难以转侧，口不仁，面垢。又
作枯。一云：向经。

谵（谵）语遗尿，发汗则谵（谵）语，下之则额上生
汗，若手足逆冷，自汗出者，**属白虎汤**。十六。

知母六两　石膏一斤，碎　甘草二两，炙　粳米六合

上四味，以水一斗，煮米熟汤成，去滓，温服一升，
日三服。

阳明病，脉浮而紧，咽燥口苦，腹满而喘，发热汗出，不恶寒，反恶热，身重。若发汗则躁，心愦愦而反谵（谵）语；若加温针，必怵惕烦躁不得眠；若下之，则胃中空虚，客气动膈，心中懊憹，舌上胎者，属栀子豉汤证。十七。用前第七方。

阳明病，下之，心中懊憹而烦，胃中有燥屎者，可攻。腹微满，初头鞕，后必溏，不可攻之。若有燥屎者，宜大承气汤。第十八。用前第十五方。

太阳病，若吐、若下、若发汗后，微烦，小便数，大便因鞕者，与**小承气汤**和之愈。方十九。

大黄四两，酒洗　厚朴二两，炙　枳实三枚，炙

上三味，以水四升，煮取一升二合，去滓，分温二服。

大汗，若大下，而厥冷者，属**四逆汤**。方二十。

甘草二两，炙　干姜一两半　附子一枚，生用，去皮，破八片

上三味，以水三升，煮取一升二合，去滓，分温再服，强人可大附子一枚，干姜四两。

太阳病，下之后，其气上冲者，可与桂枝汤❶；若不上冲者，不得与之。二十一。用前第三方。

---

❶ 汤：本书《辨太阳病脉证并治上》"汤"下有"方用前法"四字。

太阳病，下之后，脉促胸满者，属**桂枝去芍药汤**。方二十二。促，一作纵。

桂枝三两，去皮　甘草二两，炙　生姜三两　大枣十二枚，擘

上四味，以水七升，煮取三升，去滓，温服一升。本云：桂枝汤，今去芍药。

若微寒者，属**桂枝去芍药加附子汤**。方二十三。

桂枝三两，去皮　甘草二两，炙　生姜三两，切　大枣十二枚，擘　附子一枚，炮

上五味，以水七升，煮取三升，去滓，温服一升。本云：桂枝汤，今去芍药加附子。

太阳病桂枝证，医反下之，利遂不止，脉促者，表未解也；喘而汗出者，属**葛根黄芩黄连汤**。方二十四。促，一作纵。

葛根半斤　甘草二两，炙　黄芩三两　黄连三两

上四味，以水八升，先煮葛根，减二升，内诸药，煮取二升，去滓，温分再服。

太阳病，下之微喘者，表未解故也，属**桂枝加厚朴杏子汤**。方二十五。

桂枝三两，去皮　芍药三两　生姜三两，切　甘草二两，炙　厚朴二两，炙，去皮　大枣十二枚，擘　杏仁五十个，去皮尖

上七味，以水七升，煮取三升，去滓，温服一升。

伤寒，不大便六七日，头痛有热者，与承气汤。其小便清者，一云：大便青。知不在里，仍在表也，当须发汗；若头痛者，必衄。宜桂枝汤。二十六。用前第三方。

伤寒五六日，大下之后，身热不去，心中结痛者，未欲解也，属栀子豉汤证。二十七。用前第七方。

伤寒下后，心烦腹满，卧起不安者，属**栀子厚朴汤**。方二十八。

栀子十四枚，擘　厚朴四两，炙　枳实四个，水浸，炙令赤

上三味，以水三升半，煮取一升半，去滓，分二服，温进一服。得吐者，止后服。

伤寒，医以丸药大下之，身热不去，微烦者，属**栀子干姜汤**。方二十九。

栀子十四个，擘　干姜二两

上二味，以水三升半，煮取一升半，去滓，分二服。一服得吐者，止后服。

凡用栀子汤，病人旧微溏者，不可与服之。

伤寒，医下之，续得下利，清谷不止，身疼痛者，急当救里；后身疼痛，清便自调者，急当救表。救里宜四逆汤，救表宜桂枝汤。三十。并用前方。

太阳病，过经十余日，反二三下之，后四五日，柴胡证仍在者，先与小柴胡。呕不止，心下急，一云：呕止小

安。郁郁微烦者，为未解也，可与**大柴胡汤**，下之则愈。方三十一。

柴胡半斤　黄芩三两　芍药三两　半夏半升，洗　生姜五两　枳实四枚，炙　大枣十二枚，擘

上七味，以水一斗二升，煮取六升，去滓，再煎取三升，温服一升，日三服。一方加大黄二两，若不加，恐不为大柴胡汤。

伤寒十三日不解，胸胁满而呕，日晡所发潮热，已而微利，此本柴胡❶，下之不得利，今反利者，知医以丸药下之，此非其治也。潮热者，实也，先服小柴胡汤以解外，后以**柴胡加芒消汤**主之。方三十二。

柴胡二两十六铢　黄芩一两　人参一两　甘草一两，炙　生姜一两　半夏二十铢，旧云，五枚，洗　大枣四枚，擘　芒消二两

上八味，以水四升，煮取二升，去滓，内芒消，更煮微沸，温分再服，不解更作。

伤寒十三日，过经谵（谵）语者，以有热也，当以汤下之。若小便利者，大便当鞕，而反下利，脉调和者，知医以丸药下之，非其治也。若自下利者，脉当微厥，今反和者，此为内实也，属调胃承气汤证。三十三。用前第

---

❶ 柴胡：本书《辨太阳病脉证并治中》"柴胡"下有"证"。

九方。

伤寒八九日，下之胸满烦惊，小便不利，谵（谵）语，一身尽重，不可转侧者，属**柴胡加龙骨牡蛎汤**。方三十四。

柴胡四两　龙骨一两半　黄芩一两半　生姜一两半，切　铅丹一两半　人参一两半　桂枝一两半，去皮　茯苓一两半　半夏二合半，洗　大黄二两　牡蛎一两半，熬　大枣六枚，擘

上十二味，以水八升，煮取四升，内大黄，切如碁子，更煮一两沸，去滓，温服一升。本云：柴胡汤，今加龙骨等。

火逆下之，因烧针烦躁者，属**桂枝甘草龙骨牡蛎汤**。方三十五。

桂枝一两，去皮　甘草二两，炙　龙骨二两　牡蛎二两，熬

上四味，以水五升，煮取二升半，去滓，温服八合，日三服。

太阳病，脉浮而动数，浮则为风，数则为热，动则为痛，数则为虚。头痛发热，微盗汗出，而反恶寒者，表未解也。医反下之，动数变迟，膈内拒痛，一云：头痛即眩。胃中空虚，客气动膈，短气躁烦，心中懊憹，阳气内陷，心下因鞕，则为结胸，属大陷胸汤证。若不结胸，但头汗出，余处无汗，剂颈而还，小便不利，身必发黄。

三十六。用前第十方。

伤寒五六日，呕而发热者，柴胡汤证具，而以他药下之，柴胡证仍在者，复与柴胡汤。此虽已下之，不为逆，必蒸蒸而振，却发热汗出而解。若心下满而鞕痛者，此为结胸也，大陷胸汤主之，用前方。但满而不痛者，此为痞，柴胡不中与之，属**半夏泻心汤**。方三十七。

半夏半升，洗　黄芩三两　干姜三两　人参三两　甘草三两，炙　黄连一两　大枣十二枚，擘

上七味，以水一斗，煮取六升，去滓，再煎取三升，温服一升，日三服。

本以下之，故心下痞，与泻心汤。痞不解，其人渴而口燥烦，小便不利者，属**五苓散**。方三十八。一方云：忍之一日乃愈。

猪苓十八铢，去黑皮　白术十八铢　茯苓十八铢　泽泻一两六铢　桂心半两，去皮

上五味，为散，白饮和服方寸匕，日三服。多饮暖水，汗出愈。

伤寒中风，医反下之，其人下利日数十行，谷不化，腹中雷鸣，心下痞鞕而满，干呕，心烦不得安。医见心下痞，谓病不尽，复下之，其痞益甚，此非结热，但以胃中虚，客气上逆，故使鞕也。属**甘草泻心汤**。方三十九。

甘草四两，炙　黄芩三两　干姜三两　半夏半升，洗　大

枣十二枚，擘　黄连一两

上六味，以水一斗，煮取六升，去滓，再煎取三升，温服一升，日三服。有人参。见第四卷中。

伤寒服汤药，下利不止，心下痞鞕。服泻心汤已，复以他药下之，利不止。医以理中与之，利益甚。理中，理中焦，此利在下焦，**属赤石脂禹余粮汤**。复不止者，当利其小便。方四十。

赤石脂一斤，碎　太一禹余粮一斤，碎。

上二味，以水六升，煮取二升，去滓，分温三服。

太阳病，外证未除，而数下之，遂协热而利，利下不止，心下痞鞕，表里不解者，**属桂枝人参汤**。方四十一。

桂枝四两，别切，去皮　甘草四两，炙　白术三两　人参三两　干姜三两

上五味，以水九升，先煮四味，取五升，内桂，更煮取三升，去滓，温服一升，日再，夜一服。

下后，不可更行桂枝汤，汗出而喘，无大热者，**属麻黄杏子甘草石膏汤**。方四十二。

麻黄四两，去节　杏仁五十个，去皮尖　甘草二两，炙　石膏半斤，碎

上四味，以水七升，先煮麻黄，减二升，去上沫，内诸药，煮取三升，去滓，温服一升。本云：黄耳杯。

阳明病，下之，其外有热，手足温，不结胸，心中懊

�，饥不能食，但头汗出者，属栀子豉汤证。四十三。用前第七初方。

伤寒吐后，腹胀满者，属调胃承气汤证。四十四。用前第九方。

病人无表里证，发热七八日，脉虽浮数者，可下之。假令已下，脉数不解，今热则消谷，喜饥，至六七日，不大便者，有瘀血，**属抵当汤**。方四十五。

大黄三两，酒洗　桃仁二十枚，去皮尖　水蛭三十枚，熬虻虫去翅足，三十枚，熬

上四味，以水五升，煮取三升，去滓，温服一升。不下更服。

本太阳病，医反下之，因尔腹满时痛者，属太阴也，**属桂枝加芍药汤**。方四十六。

桂枝三两，去皮　芍药六两　甘草二两，炙　大枣十二枚，擘　生姜三两，切

上五味，以水七升，煮取三升，去滓，分温三服。本云：桂枝汤，今加芍药。

伤寒六七日，大下，寸脉沉而迟，手足厥逆，下部脉不至，喉咽不利，唾脓血，泄利不止者，为难治，**属麻黄升麻汤**。方四十七。

麻黄二两半，去节　升麻一两六铢　当归一两六铢　知母十八铢　黄芩十八铢　萎蕤十八铢，一作菖蒲　芍药六铢　天

门冬_{六铢，去心}　桂枝_{六铢，去皮}　茯苓_{六铢}　甘草_{六铢，炙}
石膏_{六铢，碎，绵裹}　白术_{六铢}　干姜_{六铢}

　　上十四味，以水一斗，先煮麻黄一两沸，去上沫，内诸药，煮取三升，去滓，分温三服。相去如炊三斗米顷，令尽，汗出愈。

　　伤寒本自寒下，医复吐下之，寒格更逆吐下，若食入口即吐，属**干姜黄芩黄连人参汤**。方四十八。

　　干姜　黄芩　黄连　人参_{各三两}

　　上四味，以水六升，煮取二升，去滓，分温再服。

伤寒论后序

　　夫治伤寒之法，历观诸家方书，得仲景之多者，惟孙思邈。犹曰："见大医疗伤寒，惟大青、知母等诸冷物投之，极与仲景本意相反。"又曰："寻方之大意，不过三种，一则桂枝，二则麻黄，三则青龙，凡疗伤寒，不出之也。"呜呼！是未知法之深者也。奈何仲景之意，治病发于阳者，以桂枝、生姜、大枣之类；发于阴者，以干姜、甘草、附子之类，非谓全用温热药，盖取《素问》辛甘发散之说。且风与寒，非辛甘不能发散之也。而又中风自汗用桂枝；伤寒无汗用麻黄；中风见寒脉、伤寒见风脉用青龙，若不知此，欲治伤寒者，是未得其门矣。然则此之三方，春冬所宜用之，若夏秋之时，病多中暍，当行白虎也。故《阴阳大论》云：脉盛身寒，得之伤寒，脉虚身热，得之伤暑。又云：五月六月，阳气已盛，为寒所折，病热则重。《别论》云：太阳中热，暍是也，其人汗出恶寒，身热而渴，白虎主之。若误服桂枝、麻黄辈，未有不黄发斑出，脱血而得生者。此古人所未至，故附于卷之末云。

方剂索引

十一画

十二画及以上